INDICATIONS ET CONTRE-INDICATIONS

DE

L'ÉNUCLÉATION DU GLOBE OCULAIRE

TRAVAUX DU MÊME AUTEUR

Kérato-conjonctivite grave et rhumatisme articulaire généralisé survenus à la suite d'un traumatisme de la paume de la main. *Journal de Médecine de Bordeaux*, 12 mai 1889.

Contribution à l'étude des hémorrhagies intra-oculaires consécutives à l'extraction de la cataracte. *Arch. d'Ophtalmologie*, juillet-août 1889.

Un cas de microphtalmie. *Bullet. de la Soc. d'Anatomie et de Physiologie de Bordeaux*, 22 juillet 1889.

Note sur un cas de coloboma de l'iris (aniridie partielle). *Gazette hebdom. des Sc. médic. de Bordeaux*, 2 février 1889.

Nouvelles observations d'arrachement du nasal externe. *Gazette hebdom. des Sc. médic. de Bordeaux*, 16 février 1889.

Complications oculaires de la grippe. (BADAL et FAGE.) *Arch. d'Ophtalmologie*, t. X, n° 2, 1890.

Cinq cas de luxations du cristallin, considérations sur leur mécanisme et leur pathogénie. *Gazette hebdom. des Sc. médic. de Bordeaux*, 20 avril 1890. *Siglo Medico de Madrid*, 27 juillet 1890.

Infection tardive de l'œil après l'opération de la cataracte. *Ann. d'Oculistiqve*, juillet-août 1890.

Traitement des ruptures et des plaies de la sclérotique. Mémoire couronné par la Société d'Anatomie et de Physiologie de Bordeaux. In *Bullet. de la Société*, 1890.

Conjonctivite pseudo-membraneuse. Examen bactériologique. *Archiv. d'Ophtalmologie*, janvier-février 1891.

INDICATIONS ET CONTRE-INDICATIONS

DE

L'ÉNUCLÉATION DU GLOBE OCULAIRE

PAR

Arthur FAGE

Docteur en médecine de la Faculté de Paris
Ancien interne des hôpitaux de Bordeaux
Lauréat des hôpitaux (Prix de l'Administration, 1889)
Lauréat de la Faculté de médecine (Mention très honorable, 1889)
Membre de la Société d'Anatomie et de Physiologie de Bordeaux
Lauréat bis de cette Société (Médaille d'argent, 1889 — Premier prix, 1890)

PARIS

G. STEINHEIL, ÉDITEUR

2, RUE CASIMIR-DELAVIGNE, 2

1891

L'ÉNUCLÉATION DU GLOBE OCULAIRE

INTRODUCTION

Depuis quelques années il y a une tendance générale à restreindre de plus en plus le nombre des énucléations du globe de l'œil.

La méthode antiseptique, qui a rendu la chirurgie générale si hardie et en même temps si conservatrice, devait produire les mêmes résultats en chirurgie oculaire. En prévenant et enrayant les suppurations, en facilitant l'application des procédés opératoires nouveaux, elle devait permettre aux ophtalmologistes, déjà mieux renseignés sur la pathogénie des affections oculaires, de conserver bien des yeux qui eussent été jadis impitoyablement voués à l'énucléation.

Il y a plus de dix ans déjà que Mauthner et Schweigger s'étaient élevés contre ce qu'ils appelaient « les excès des énucléateurs ». Il y a un an, M. de Wecker (1) remit la question à l'ordre du jour dans un article paru dans les *Annales d'oculistique*, dans lequel il faisait une si petite part à l'énucléation, qu'il ne l'admettait désormais que dans les infections traumatiques étendues et les tumeurs malignes de l'œil.

Émanant d'un maître aussi autorisé, de telles conclusions ne pouvaient pas laisser le monde ophtalmologique indifférent. M. Coppez (2) se chargea de la réponse et montra ce que ces nouvelles doctrines thérapeutiques avaient d'exagéré et de dangereux.

Sans doute, dans l'état actuel de la chirurgie oculaire, les indications de l'énucléation deviennent moins fréquentes. Mais est-on autorisé à répudier pour ainsi dire une opération qui depuis de longues années a fait ses preuves, alors que beaucoup de moyens thérapeutiques qu'on voudrait lui substituer sont loin d'avoir des effets aussi constants et aussi sûrs ?

L'édifice scientifique ne s'élève qu'à la condition que chacun respecte les bases établies, tout en y apportant de nouveaux matériaux. Le vrai progrès ne consiste pas à démolir pour reconstruire.

Rien n'est plus légitime que de mettre à profit les ressources d'une chirurgie nouvelle pour éviter une mutilation telle que l'énucléation de l'œil ; mais rien ne serait plus regrettable que de faire dépasser à cette chirurgie

(1) DE WECKER. L'abus de l'énucléation. *Ann. d'oculistique*, CII, 1889.

(2) COPPEZ. *Compte rendu de la cl. ophtalm. de l'hôpital St-Jean de Bruxelles*, 1889.

ses droits, dans l'ardeur qu'on mettrait à trouver la solution du problème.

Aussi, en reprenant un sujet traité bien des fois, mais auquel son importance donne toujours un cachet d'actualité, nous sommes-nous efforcé de nous inspirer avant tout de l'enseignement et de l'expérience de nos maîtres, plus compétents que nous à différencier le progrès réel des nouveautés éphémères, tout en tenant grand compte des progrès réalisés dans ces dernières années par la chirurgie oculaire.

En arrivant à préciser les véritables indications et contre-indications de l'énucléation, on rendra un immense service aux malades, on accroîtra le prestige de l'ophtalmologie, dont le but, comme le pense M. de Wecker, doit être conservateur, mais surtout *utile*, croyons-nous.

Notre travail renferme sept chapitres.

Dans le premier, nous recherchons si les complications qui suivent l'énucléation, ou les inconvénients qui en résultent sont des contre-indications de l'opération. Dans les six autres, nous étudions les indications et les contre-indications de l'énucléation dans les principales affections oculaires où elle trouve son application. Les conclusions placées à la fin du travail résument ces différents chapitres.

Mais avant d'aborder notre sujet, qu'il nous soit permis d'exprimer notre gratitude à notre éminent maître, M. le professeur Badal, pour l'excellent enseignement qu'il nous a donné et la confiance constante dont il nous a honoré, durant nos deux années d'internat à la clinique ophtalmologique de la Faculté de Bordeaux.

Nous adressons nos meilleurs remerciements à M. le professeur agrégé Lagrange, à MM. les Drs Abadie, Boucheron, Chibret, d'Oger de Spéville, Verger et à notre excellent ami, M. Rochon-Duvigneaud, interne des hôpitaux, pour les observations ou les renseignements qu'ils ont bien voulu nous communiquer.

M. le professeur Panas, dont il nous est possible actuellement de suivre le savant enseignement, a bien voulu nous faire l'honneur d'accepter la présidence de notre thèse. Nous lui en exprimons ici notre profonde reconnaissance.

CHAPITRE PREMIER

Les complications immédiates ou tardives de l'énucléation constituent-elles une contre-indication?

Une des raisons qui ont fait repousser l'énucléation, c'est qu'on l'a vue être suivie quelquefois d'accidents graves, tels que phlegmon de l'orbite, hémorrhagie, méningo-encéphalite. La mort même du malade s'en serait suivie dans un certain nombre de cas, dont le total, d'après les recherches de Siffre (1), s'éleverait à quarante-cinq.

On trouvera sans doute que le nombre de quarante-cinq décès, sur le total considérable d'énucléations pratiquées depuis l'époque où Bonnet a réglé et rendu classique l'opération, est un pourcentage infime.

Mais il serait trop considérable encore et suffirait à condamner l'énucléation, s'il n'était pas démontré actuellement que les cas de mort doivent être mis sur le compte de la maladie elle-même et non pas sur celui de l'opération, s'il n'était pas avéré que désormais ce terrible accident pourra presqu'à coup sûr être évité grâce à l'emploi constant d'une antisepsie rigoureuse.

Il est en effet très important de prendre pour l'énucléa-

(1) SIFFRE. *De l'énucléation dans la panophtalmie.* Th. Montpellier, 1889.

tion les mêmes précautions que pour tout autre traumatisme chirurgical. La méthode du professeur Panas,
consistant en lavages au sublimé de la plaie, drainage de
la cavité et sutures de la conjonctive, nous paraît excellente. « Les suites de l'énucléation ainsi pratiquée, dit
Bettremieux (1), sont des plus bénignes dans tous les cas :
la plaie ne présente pas de suppuration, les douleurs sont
insignifiantes, le pansement est seulement souillé pendant quelques jours par un liquide séro-sanguinolent et
parfois quelques mucosités. La réaction inflammatoire,
après ce traumatisme relativement considérable, ne dé-
passe jamais un léger œdème de la conjonctive. »

Quant aux hémorrhagies sérieuses, elles sont rares, et
d'ailleurs on parvient toujours à les maîtriser.

Voilà pour les complications immédiates. En est-il de
même des suites tardives ?

Certes l'énucléation n'est pas sans avoir de nombreux
inconvénients. « Outre ce qu'elle a de déprimant, dit de
Wecker (2), pour le moral du malade, et comme mutilation et comme memento journalier, il ne faudrait pas se
faire illusion et croire que l'énucléation faite, on a, surtout dans la classe ouvrière, débarrassé son malade de
tout souci. »

A la place de l'organe extirpé, reste une cavité dans
laquelle séjournent les poussières et les liquides septiques

---

(1) BETTREMIEUX. L'énucléation du globe oculaire avec lavages
antiseptiques, sutures et drainage. *Archiv. d'ophtalmologie*, t. V,
n° 4.

(2) DE WECKER. L'abus de l'énucléation. *Ann. d'oculistique*, CII,
1889.

Si le malade ne porte pas de pièce artificielle, ce qui est d'ailleurs fort disgracieux, il se fait une dépression du bord palpébral supérieur, chez les enfants même un arrêt de développement de la cavité orbitaire, les paupières se dévient en dedans, irritent la conjonctive, provoquent de l'épiphora, une sécrétion muco-purulente.

Si l'opéré porte un œil artificiel, soit que la pièce soit défectueuse, soit que les soins de propreté laissent à désirer, la conjonctive peut s'enflammer encore et se couvrir de bourgeons charnus qui provoquent le rétrécissement du cul-de-sac et exigent son élargissement par une opération ultérieure.

En présence de tels inconvénients, et dans le but de les substituer à l'énucléation, on a imaginé d'ingénieuses opérations dont les résultats n'ont été ni assez probants ni assez durables pour les faire accepter par la majorité des ophtalmologistes.

La *névrotomie* ou *névrectomie optico-ciliaire*, dont la priorité revient en somme à Boucheron (1), est une opération dont le résultat est plutôt esthétique que thérapeutique ; c'est un peu une opération de luxe, comme nous le disait son auteur. Qu'elle soit applicable dans certains cas spéciaux, lorsqu'il s'agit par exemple de troubles purement fonctionnels, nous ne le nions pas, et nous savons que Boucheron, Dianoux, Meyer, Scheffels, Schweigger et d'autres en ont obtenu de très bons résultats. Mais nous ne saurions l'admettre comme devant

---

(1) Boucheron. Sur la section des nerfs ciliaires et du nerf optique substituée à l'énucléation. *Compte rendu de l'Ac. des sciences*, 1876.

être substituée à l'énucléation dans la majorité des cas, et en particulier nous pensons qu'elle n'offre pas de sécurité contre l'évolution ultérieure d'une ophtalmie migratrice, l'infection du nerf optique réséqué paraissant possible tant que les bactéries séjournent dans son voisinage.

D'ailleurs, à côté des résultats heureux, il y a bien des insuccès ; beaucoup des yeux opérés, après une période de succès apparent, sont pris de phénomènes glaucomateux et finissent par s'atrophier, sans compter les complications immédiates graves qui ont fait condamner cette opération, il y a déjà une dizaine d'années, par le professeur Panas (1), « au nom de la science et de l'humanité ».

L'*exentération*, préconisée par A. Græfe (2) (de Halle), est sans doute une opération fort rationnelle lorsque les lésions sont limitées aux portions antérieures du globe, mais qui dans tous les autres cas doit être jugée incomplète, et c'est ainsi qu'on a vu éclater après elle l'ophtalmie sympathique (cas de Cross (3), de Dransart (4), de Brailey (5), etc.). Elle a l'inconvénient de donner lieu à une réaction post-opératoire toujours prolongée et douloureuse, si elle a l'avantage de conserver un moignon un peu plus volumineux ; du reste ce moignon peut

(1) PANAS. *Congrès d'ophtalmologie de Londres*, 1881.

(2) A. GRÆFE. *Communication à l'assemblée des méd. allemands*. Magdebourg, 1884.

(3) CROSS. Two cases of sympathetic ophtalmitis occurring after evisceration. *The Lancet*, 1887, II.

(4) DRANSART. *Cong. d'ophtalmologie*. Paris, 1888.

(5) BRAILEY. *Congrès de Berlin* (Sect. d'ophtalmologie), 1890.

devenir irritable, ou être mal conformé et dévier les pièces prothétiques.

Par contre l'*énucléation* est, ainsi que nous l'avons établi au début de ce chapitre, une opération bénigne dans ses suites, assurant une guérison rapide, rendant pour ainsi dire du jour au lendemain les malades à leur travail, ne les exposant pas à des souffrances persistantes, à ces soins délicats et prolongés, à ces opérations plusieurs fois renouvelées, auxquels peuvent difficilement se soumettre les sujets de la classe ouvrière, ceux justement chez lesquels on cherche à éviter la prothèse.

Sans doute, c'est une opération qui a le grand inconvénient d'entraîner une mutilation sérieuse, mais cette considération perd après tout beaucoup de son importance, lorsqu'il s'agit d'yeux difformes et amaurotiques, et elle doit s'effacer devant le danger d'une généralisation à l'organisme ou d'une propagation à l'œil sain. Tout le monde pensera avec Coppez « qu'il vaut mieux être mutilé d'un côté du visage que d'avoir, après des souffrances physiques et morales renouvelées pendant des années, conservé deux globes morts à la lumière pour toujours ».

Quant aux inconvénients inévitables du port d'une pièce prothétique, ils sont réels ; mais il ne faut pas non plus les exagérer outre mesure. Si le moignon que laisse l'énucléation est petit, il a l'avantage d'être régulier, sans dureté ni douleur, sans ossifications consécutives, et possède une mobilité suffisante, si l'on a eu soin de couper les muscles au ras de la sclérotique.

Nous avons vu beaucoup de malades, et non des plus

soigneux, supporter fort bien leur œil artificiel, et nous jugeons tout au moins excessive la conduite de certains chirurgiens anglais qui ont cru résoudre le problème en provoquant, chez les gens de la classe pauvre, un symblépharon complet, par l'extirpation de tout le sac conjonctival.

CHAPITRE II

**Indications et contre-indications dans les corps étrangers
et les parasites de l'œil.**

Grâce à une plus grande précision des méthodes de
recherche des corps étrangers de l'œil (galvanomètres de
Thomson et Wideman), grâce à une détermination pos·
sible de leur siège exact (ophtalmoscope à localisation
d'A. Græfe), de leur volume, de leur nature, et aussi par
suite de l'emploi des électro-aimants extracteurs et de
l'application rigoureuse de l'antisepsie, on a vu diminuer
dans une grande proportion les cas pour lesquels il fallait
autrefois se résoudre à l'énucléation, sous peine d'assis-
ter à la fonte purulente de l'œil, ou à l'éclosion de phénomènes sympathiques graves.

A. — CORPS ÉTRANGERS

Actuellement les extractions heureuses de corps étrangers avec conservation de l'œil ne se comptent plus.
Beaucoup de malades ont conservé une vision satisfaisante, et quelques-uns même une intégrité absolue de la
fonction (cas de Schœller (1), Laqueur (2), Snell (3), etc.).

(1) SCHŒLLER. Observ. rapportée par Yvert. *Traité des blessures
du globe de l'œil*, p. 671.

(2) LAQUEUR. *Centralblatt für praktische augenheilk*, oct. 1888.

(3) SNELL. *Ophtalmic Hospital Reports*, t. IX.

D'autre part, les corps étrangers peuvent s'enkyster et rester inoffensifs s'ils sont aseptiques. On sait que les grains de plomb (Rolland) (1), que les éclats de cartouche (Dufour) (2), qui sont stérilisés par la déflagration de la poudre, jouissent à ce point de vue d'une immunité connue depuis longtemps.

Les efforts du chirurgien doivent donc toujours tendre à extraire le corps étranger et à conserver l'œil blessé, chaque fois qu'il est permis d'espérer qu'il y verra encore. Mais, en dépit des nouvelles ressources opératoires, cela n'est pas toujours facile à exécuter.

Une bonne condition opératoire est d'extraire le corps étranger peu de temps après sa pénétration dans l'œil. Or, à ce moment, en raison de l'infiltration ou de l'hémorrhagie des milieux transparents, il est impossible souvent de préciser son siège, pour ne pas aller en aveugle à sa recherche. Plus tard, le corps vitré sera désorganisé, et, si l'on fait une tentative d'extraction, on risquera de voir « une quantité considérable de liquide s'écouler, la coque oculaire s'affaisser, la cornée se plisser, et une opération régulièrement conduite être rendue matériellement impossible » (de Wecker) (3).

C'est dans ces circonstances difficiles, dans ces cas graves, qu'il faut quelquefois recourir à l'énucléation, et en règle générale il faut l'appliquer :

(1) ROLLAND. Explication expérimentale de l'immunité des grains de plomb. *Gaz hebd. des sc. méd. de Bordeaux*, 1887.

(2) DUFOUR. Blessures du globe oculaire par éclats de cartouches de dynamite. *Ass. gén. des médecins de Lausanne*, 1888.

(3) DE WECKER. *Traité complet d'ophtalmologie*, t. II, p. 577.

1° Lorsqu'en raison du siège profond ou du volume considérable du corps étranger, les tentatives d'extraction ont échoué ; lorsque le traumatisme a produit des lésions considérables que ne ferait qu'aggraver la répétition réitérée de ces tentatives. Nous ne donnerions pas pour notre part le conseil de Græfe (1) qui préconise l'extraction du corps étranger dans tous les cas, alors même que l'œil doit s'atrophier par suite d'une choroïdite purulente consécutive.

2° Lorsque le corps étranger, après un long séjour dans l'œil, a déterminé un décollement étendu de la rétine, une désorganisation profonde du corps vitré, une perte totale de la vision, l'organe restant douloureux.

3° Lorsqu'on voit apparaître des phénomènes sympathiques. Nous pensons qu'il faut alors cpérer dès les premières manifestations, loin de perdre du temps, comme le veut Barton, dans la recherche et l'extraction du corps du délit, ce qui ne ferait peut-être que donner un coup de fouet aux lésions sympathiques. « Quand on soupçonne, dit Coppez (2), une infection de la plaie à la malignité des symptômes réactionnels qui précèdent, accompagnent, ou suivent l'extraction des corps étrangers, on n'attendra pas pour énucléer l'œil blessé que l'infiltration papillaire et les troubles du corps vitré se révèlent à l'ophtalmoscope. »

Telle est la règle qu'on a suivie dans les deux obser-

(1) A. Græfe. *Archiv. für. Ophtalm,,* XII.

(2) Coppez. De l'intervention chirurgicale dans les blessures de l'œil avec pénétration de corps étrangers. *Soc. franç. d'ophtalmologie,* 5 mai 1890.

vations suivantes qui offrent chacune leur intérêt : la première, par les difficultés de diagnostic de la présence d'un corps étranger, par le gros volume de ce corps ; la seconde, parce qu'il était impossible de préciser le siège du corps vulnérant, extrêmement petit du reste.

Obs. I (PERSONNELLE). — *Pénétration d'un gros morceau d'acier dans le corps vitré à travers une plaie de la cornée. Phénomènes suraigus d'irido-choroïdite.*

Homme de 20 ans, chaudronnier, reçut le 7 octobre 1890, dans l'œil gauche, un gros morceau d'acier qui perfora la cornée sur l'étendue de 6 à 7 millimètres environ, au tiers inféro-externe, en blessant le corps ciliaire et en déchirant largement l'iris dont un lambeau faisait hernie à travers la plaie. La chambre antérieure est remplie de sang ; l'œil est mou (T-1), légèrement douloureux à la pression et le siège d'une photophobie très accusée.

Tel est l'état du malade quelques heures après l'accident, lorsqu'il arrive à la clinique de l'hôpital St-André de Bordeaux. Supposant qu'en raison de son gros volume et des dimensions relativement petites de la plaie, le corps étranger n'a pas pénétré dans l'œil, on se contente d'un lavage au sublimé ; le lambeau irien hernié est réséqué, les lèvres de la plaie cornéenne cautérisées au galvano cautère, et l'œil tenu sous un pansement antiseptique.

Durant un septénaire, la réaction n'est pas très vive et l'œil paraît en voie de guérison. Mais le 16, des douleurs ciliaires très vives avec irradiation à tout le côté gauche de la tête, ne laissent plus de repos au malade. Le galvanomètre ne donnant pas de renseignement positif sur la présence d'un corps étranger, M. le professeur agrégé Lagrange, dans l'espoir de conserver l'organe, pratique un arrachement du nasal. Cette opération provoque en effet une accalmie passagère des douleurs ;

mais le 29, elles se reproduisent avec une nouvelle intensité, et l'on fait l'exentération. En évidant le globe, on trouve dans le corps vitré un gros morceau d'acier à facettes irrégulières, ayant une longueur de 8 millim. sur 7 millim. de large et 3 millim. d'épaisseur.

Les suites de l'exentération n'ont pas été bonnes, et à ce point de vue, cette observation présente encore un intérêt. La coque scléroticale, fortement distendue par un gros caillot, est devenue le siège d'une vive inflammation, avec gonflement des paupières, chémosis énorme. On a dû couper les sutures, extraire le caillot et désinfecter la cavité. Le malade n'est sorti du service que le 20 novembre avec un moignon encore œdématié.

OBS. II (PERSONNELLE). — *Irido-choroïdite due à la présence d'une parcelle métallique dans le corps vitré. Énucléation.*

Homme de 56 ans, chaudronnier, reçut, au mois de janvier 1889, un petit éclat d'acier dans l'œil gauche, qui perfora la cornée et fut se perdre dans les milieux de l'œil.

En examinant le malade, on voit une petite cicatrice centrale de la cornée. Il existe une injection péricornéenne très accusée, un léger trouble de l'humeur aqueuse, quelques synéchies iriennes et une cataracte traumatique. Le globe de l'œil est très sensible à la pression et la vision est complètement abolie. Quelques jours après, éclatent des douleurs périorbitaires accompagnées d'une photophobie très pénible ; la tension intraoculaire est un peu élevée.

Dans l'impossibilité de connaître la position, même approximative, du corps étranger, le professeur Badal se décide à énucléer l'œil blessé. En disséquant l'organe, on trouve un petit morceau d'acier, gros comme une tête d'épingle, dans les couches inférieures du corps vitré. L'iris et le corps ciliaire paraissent intacts ; mais la rétine est décollée à la partie inférieure.

Les cas à énucléer étant signalés, les contre-indications se déduisent d'elles-mêmes et peuvent se résumer ainsi :

1° Chaque fois qu'il est possible d'extraire le corps étranger en conservant l'œil ;

2° Quand le corps, enkysté, est bien toléré ; qu'il n'existe ni douleurs, ni menaces d'ophtalmie sympathique ;

3° Quand la vision est conservée ou qu'elle pourra être recouvrée en partie.

B. — PARASITES

Les cysticerques ou autres parasites de l'œil, par les désordres inflammatoires, les troubles sympathiques qu'ils finissent par produire, réclament presque toujours l'intervention du chirurgien.

L'extraction à travers une incision scléroticale, pratiquée et préconisée par A. Græfe et Leber, offre souvent des difficultés si grandes dans son exécution qu'on est obligé après plusieurs tentatives d'y renoncer et de recourir séance tenante à l'énucléation. C'est à l'occasion d'un de ces cas difficiles que Chibret (1) a imaginé tout dernièrement son procédé d'extraction par aspiration.

C'est qu'en effet, pour opérer dans de bonnes conditions, il faut que le cysticerque soit fixe, qu'on connaisse exactement son siège, enfin qu'il ne soit pas trop volumineux et n'exige pas une grande incision exposant à une perte abondante de vitreum.

(1) CHIBRET. De l'aspiration appliquée à l'extraction des cysticerques du corps vitré. *Soc. d'ophtalmologie*, séance du 6 janvier 1890.

Puis, si les suites immédiates sont, il est vrai, en général très satisfaisantes, puisque beaucoup de malades conservent non seulement leur œil, mais même une certaine vision, il n'en est pas toujours ainsi des résultats tardifs, et beaucoup de ces yeux qu'on s'était vanté de conserver finissent par s'atrophier à la suite d'un travail sourd d'irido-choroïdite. Leber (1), qui pourtant rapporte une série de onze succès sur quatorze extractions, ne peut s'empêcher d'avouer « qu'en général on réussit au plus à conserver la forme de l'organe ; souvent il survient plus tard un rapetissement ; on peut même observer une cyclite chronique qui persiste et réclame ultérieurement l'énucléation ».

Ainsi l'on sera obligé généralement d'en venir à énucléer l'œil :

1° Lorsque, par suite de la mobilité du cysticerque, de l'ignorance de son siège, ou de son gros volume, les tentatives d'extraction ont échoué, que l'œil est le siège de douleurs vives et qu'il y a des menaces d'ophtalmie sympathique ;

2° Lorsque le parasite a entraîné une phtisie du bulbe par irido-cyclite chronique, et que la vision est complètement perdue.

« L'extraction du cysticerque, disait Hirschberg (2) à la Société de médecine de Berlin, ne me paraît pas devoir être conseillée dans les cas où la cécité produite par le cysticerque remonte déjà à une époque éloignée, et où il est survenu, à la suite d'inflammations secondaires,

(1) LEBER. *Archiv. für Ophthalm.*, t. XXXII.
(2) HIRSCHBERG. *Soc. de médecine de Berlin*, 3 juillet 1872.

un ramollissement du globe. A une époque aussi avancée, l'énucléation est la *seule opération* qui convienne,
tant pour abréger la durée de la maladie, que pour faire
cesser les symptômes parfois fort pénibles, et préserver
l'œil sain des atteintes de l'ophtalmie sympathique. »

CHAPITRE III

**Indications et contre-indications dans les traumatismes et
les plaies de l'œil.**

Jadis les blessures de l'œil étaient considérées comme
ayant une gravité exceptionnelle ; dans les cas où il n'en
résultait pas une perte du globe, la vision était irrémédiablement abolie. Aussi, convaincus de leur impuissance,
la plupart des anciens ophtalmologistes préféraient-ils
énucléer séance tenante, pour éviter aux malades d'inutiles souffrances et le danger de l'ophtalmie sympathique.

L'antisepsie, la cautérisation des plaies, leur suture
nous permettent actuellement de conserver beaucoup
d'yeux voués jadis à l'extirpation. Nulle part d'ailleurs
le tact et l'expérience du chirurgien doivent davantage
entrer en jeu pour décider d'une intervention opportune,
et qui variera naturellement d'après le siège, l'étendue,
la nature de la blessure.

Dans les traumatismes très graves, qui s'accompagnent
d'une hémorrhagie intra-oculaire abondante, d'une
perte considérable de vitreum, d'un décollement étendu
de la rétine, lorsqu'en un mot l'organe et la fonction
sont irrémédiablement perdus, le plus sage parti est de
procéder immédiatement à l'énucléation. C'est principa-

lement pour ces cas que la règle adoptée par les ophtalmologistes du congrès de Genève reste vraie : « Quand
un œil vient à être détruit par une cause traumatique, et
que tout espoir d'y voir subsister ou revenir un degré de
vision utile est perdu, c'est rendre un immense service au
blessé que de l'en débarrasser séance tenante ».

Telle est la règle que le professeur Badal a suivie dans
le cas ci-dessous relaté.

Obs. III (personnelle). — *Large plaie de la sclérotique avec
hernie du corps ciliaire et perte considérable de corps vitré.
Énucléation.*

Au mois de juin 1889, un homme de 32 ans, ouvrier mécani-
cien, reçut un gros éclat de fer sur le globe oculaire gauche. Il
éprouva sur-le-champ une douleur très vive et une perte absolue
de la vision de ce côté.

Lorsqu'il se présenta, le soir même de l'accident, à la clinique
ophtalmologique de l'hôpital St-André, nous constatâmes l'existence d'une vaste déchirure de la sclérotique : la plaie partant
à 2 ou 3 millim. en dehors du droit supérieur, aboutissait au
niveau du droit interne, en suivant un trajet oblique, de sorte
que, située à 5 ou 6 millim. en arrière du limbe en haut, elle
n'était plus distante que de 1 millim. du cercle scléro-cornéen
en dedans ; à ce niveau le corps ciliaire faisait hernie. La conjonctive n'était rompue que sur l'étendue de 3 à 4 millim. Une
grande partie du corps vitré s'étant écoulée au dehors, l'œil
était mou et petit. La chambre antérieure était remplie de sang.

L'œil fut soigneusement lavé et désinfecté avec une solution
de sublimé au 1/1000° et tenu sous un bandeau compressif pendant deux ou trois jours. Voyant que l'œil ne reprenait pas sa
tension et des douleurs ciliaires très vives ne laissant pas de
repos au malade, l'énucléation fut pratiquée avec succès.

L'œil ne renfermait pas de corps étranger, mais il existait un large décollement de la rétine et des caillots englobant les procès ciliaires.

Mais lorsque les lésions sont moins étendues, la conservation de l'organe est possible et doit être tentée.

Ce n'est pas tant d'ailleurs l'étendue de la plaie que sa nature septique qui constitue la gravité des traumatismes oculaires, et qui doit jouer un rôle dans la question des indications de l'énucléation.

Ces indications ont été bien restreintes par les effets merveilleux de l'antisepsie. Les choroïdites suppuratives, l'ophtalmie migratrice, consécutives aux plaies de l'œil, deviennent rares dans les cliniques où l'on a soin, immédiatement après les blessures, de désinfecter soigneusement les plaies avec les antiseptiques et le fer rouge. Le D' Abadie a employé dans ces derniers temps un traitement plus efficace encore, ayant pour but d'aller détruire les germes infectieux dans les milieux mêmes de l'œil, et consistant en injections intra-oculaires de sublimé.

Le D' d'Oger de Spéville, chef de clinique du D' Abadie, a bien voulu nous communiquer sur ce sujet une observation très intéressante parce qu'on a pu, grâce à ce mode de traitement, sauver l'œil blessé, le seul œil bon qui restât au malade.

OBS. IV (INÉDITE). (Communiquée par le D' d'OGER DE SPÉVILLE). — *Plaie de la région ciliaire avec début d'infection. Cautérisations de la plaie Injections sous-conjonctivales de sublimé. Guérison.*

Homme de 33 ans, horloger, atteint d'une amaurose congénitale de l'œil gauche. Le 30 juin 1889, il se fait, avec un grattoir, une plaie marginale externe de la cornée droite, intéressant les procès ciliaires.

Après un traitement de trois semaines à l'acide borique et à l'ésérine, il se présente à la clinique du Dr Abadie, avec une abolition presque complète de la vision. Sur l'œil droit, on voit un cercle périkératique marqué ; la plaie est infiltrée et grisâtre ; il existe de l'hypopion, des synéchies iriennes ; la tension intra-oculaire est diminuée.

Profonde cautérisation de la plaie au galvanocautère, renouvelée à plusieurs reprises. Lotions fréquentes de sublimé. Atropine. Sous l'influence de ce traitement, l'œil semble s'être amélioré : l'hypopion ne s'est pas reproduit; l'injection conjonctivale est moins vive. Mais comme la vision ne s'améliore pas et que la plaie redevient grisâtre, le Dr Abadie fait, à plusieurs reprises, jusqu'à huit injections sous-conjonctivales d'une solution de sublimé au 1/2000°.

Trois mois après l'accident, le malade ne conserve qu'un petit leucome cicatriciel au niveau de la plaie ; l'iris n'est pas décoloré, la pupille légèrement déformée; le globe a sa tension normale. Le malade lit des caractères ordinaires.

Voici un autre cas où le même traitement a donné un résultat satisfaisant.

Obs. V (inédite). (Communiquée par le Dr Abadie). — *Plaie de la région ciliaire avec hémorrhagie du corps vitré et phénomènes d'irido-choroïdite. Injections intra-oculaires de sublimé. Amélioration.*

Homme de 46 ans, reçut le 8 avril 1890, dans l'O. D. un éclat de verre qui lui fit une profonde blessure intéressant la paupière supérieure, la sclérotique, la cornée et l'iris. On lava antiseptiquement la plaie et on appliqua un bandage légèrement compressif. La réaction fut modérée, et les milieux étaient assez transparents quinze jours après pour qu'on pût distinguer une assez grosse hémorrhagie à la partie inférieure du corps vitré. Les troubles s'amendèrent et la vision resta en partie conservée.

Au mois de juin, l'œil devint injecté, sensible à la lumière, et la vue baissa rapidement. Le cristallin était légèrement trouble ; l'œil hypotone. Le Dr Abadie cautérisa la plaie et fit une injection intra-oculaire de sublimé qu'il renouvela sept fois dans l'espace de quatre mois. Sous l'influence de ce traitement, l'inflammation s'apaisa; l'œil devint moins douloureux, reprit sa tension à peu près normale, et, après l'extraction du cristallin opacifié, le malade voyait et comptait les doigts à 0,50 centim.

Si les moyens antiseptiques n'ont pas réussi à prévenir ni à enrayer l'infection, si la vision est définitivement abolie et si l'œil persiste à être douloureux, il vaudra mieux l'enlever. L'énucléation n'est jamais plus indiquée que lorsqu'une ophtalmie migratrice vient de se déclarer, et nous pensons qu'il serait tout au moins prématuré de suivre le conseil d'Abadie (1) lorsqu'il dit : « Même dans les cas de blessure très grave, si malgré une antisepsie rigoureuse, une ophtalmie sympathique éclate, avant de procéder à l'énucléation, il sera préférable de fouiller d'abord avec un fin galvanocautère toutes les anfractuosités de la plaie, deuxièmement de faire des injections intra-oculaires de sublimé ».

La fonction visuelle est-elle abolie, il est préférable de recourir à l'énucléation :

---

(1) ABADIE. Pathogénie et nouveau traitement de l'ophtalmie sympathique. *Ann. d'oculistique*, mars-avril, 1890.

1° Lorsque l'œil est atteint d'une irido-choroïdite chronique et sujet à des poussées glaucomateuses à répétition ;

2° Lorsqu'il renferme un corps étranger qu'on n'a pu extraire ;

3° Lorsque, malgré un traitement rationnel, il a marché vers l'atrophie.

L'énucléation trouvera encore à être appliquée dans les cas où les interventions partielles n'ont pas eu d'effet favorable persistant. Beaucoup d'yeux, sur lesquels la suture scléroticale semblait durant les premiers mois avoir produit d'excellent résultats, se perdent plus tard et doivent être énucléés. « Je n'ai pas encore vu, dit de Wecker (1), ces yeux sur lesquels, après la sortie du cristallin et une ablation exacte des parties herniées, on avait, grâce aux sutures, obtenu rapidement une cicatrisation très satisfaisante, échapper aux attaques tardives et fort douloureuses du glaucome. » D'autres fois les yeux se phtisient, après que la rétine s'est décollée.

____

(1) DE WECKER. *Traité complet d'ophtalmologie*, t. II, p. 217.

CHAPITRE IV

Indications et contre-indications pour les yeux atteints de lésions chroniques graves (irido-choroïdite, glaucome hémorrhagique, hydrophtalmie, staphylôme opaque adhérent, etc.).

C'est un sujet des plus délicats que celui de l'intervention sur ces yeux perdus par lésions chroniques graves. « Il n'est pas de question plus grave, disait Warlomont au congrès de Genève, plus digne de fixer l'attention du médecin, que celle de la conduite à tenir dans les cas, où, un œil étant détruit par n'importe quelle cause, son congénère se trouve sous la perpétuelle menace, tacite ou déjà exprimée, de l'ophtalmie sympathique. De la détermination qui sera prise dépendra, la plupart du temps, soit la sécurité absolue du patient, soit une existence tout entière traversée par des accès douloureux, des suspensions d'étude ou de travail, des perplexités résultant de la crainte trop légitime d'accidents consécutifs dont la cécité est le dénouement possible. »

On connaît la terminaison habituelle de l'irido-choroïdite. « Qu'elle soit plastique, séreuse, ou parenchymateuse, pour peu que l'inflammation revête un caractère trop aigu, ou au contraire suive une marche chronique, le résultat tend à devenir le même, la nutrition de l'œil souffre et l'atrophie survient. » (Panas) (1).

Dans l'intervalle des crises glaucomateuses, des menaces d'ophtalmie sympathique peuvent mettre en avant la question de l'énucléation d'autant plus que l'iridectomie ou la sclérotomie sont souvent inefficaces sur de tels yeux.

De Wecker (2) n'accepte l'énucléation que dans les irido-choroïdites d'origine traumatique, à cause de leur nature essentiellement infectieuse, différenciation qui ne doit pas être si absolue, puisque nous savons que l'inflammation chronique qui aboutit progressivement à l'atrophie du globe oculaire, et qui avait été considérée jusqu'à notre époque comme une lésion d'ordre trophique, doit être regardée comme une désorganisation d'origine microbienne.

L'expérience clinique n'a-t-elle pas depuis longtemps démontré les complications tardives de ces irido-choroïdites spontanées qui, après une évolution souvent assez silencieuse, provoquent tout à coup des accidents sympathiques ? Subitement l'œil sain, soit à l'occasion d'un travail prolongé, soit d'un léger traumatisme, s'enflamme, devient douloureux, la vue se trouble : la migration est faite.

Donc en tant que sympathisant, tout œil perdu par irido-choroïdite est susceptible d'être énucléé. Il est certain que les irido-cyclites survenues à la suite d'un trau-

---

(1) PANAS. *Leçons sur les inflammations des membranes internes de l'œil*, 1878.

(2) DE WECKER. L'abus de l'énucléation. *Ann. d'oculistique*, 1889.

matisme avec plaie extérieure doivent être plus redoutées au point de vue de la virulence, surtout lorsque la plaie n'a pas été cautérisée et désinfectée au moment de l'accident. Il est vrai que les observations du Dr Abadie démontrent que, même appliquée tardivement, l'antisepsie est encore utile, et il sera prudent de l'employer chez tous les malades qui sont sous la menace d'accidents sympathiques.

OBS. VI (PERSONNELLE). — *Irido-choroïdite chronique avec perte de la vision. Iridectomie sans résultat. Énucléation.*

Homme de 42 ans, charretier, reçut, au mois de novembre 1889, un violent traumatisme sur l'O. G. Il y eut de l'hypohéma, une inflammation conjonctivale vive, un trouble des milieux, formation de synéchies et douleurs périorbitaires très accusées pendant plusieurs jours. Atropine ; compresses chaudes ; ventouse d'Heurteloup à la tempe. Après une quinzaine de jours, les phénomènes aigus s'amendèrent ; mais la pupille resta petite, irrégulière, retenue par de nombreuses synéchies ; l'iris terne et décoloré avait pris la forme en boudin ; le globe était un peu dur et douloureux à la pression ; la vision nulle. Lorsque la période aiguë fut absolument éteinte, il fut fait une iridectomie supérieure (26 déc. 1889).

Après une courte période d'accalmie, survinrent de nouvelles crises d'irido-cyclite et l'acuité visuelle fut en s'affaiblissant de plus en plus après chaque crise. Le malade revient dans le service du professeur Badal le 3 mars 1890. A ce moment la vision est réduite à une simple perception de la lumière. L'œil et la région périorbitaire sont le siège de douleurs très vives. Il existe une injection conjonctivale étendue. La cornée et l'humeur aqueuse ont à peu près leur transparence normale ;

mais l'iris a une teinte gris verdâtre et reste adhérent par quelques synéchies à la cristalloïde antérieure ; cette membrane est en partie opacifiée.

On ne distingue pas le fond de l'œil. La tension est très diminuée (T-2).

L'œil, légèrement diminué de volume, semble en voie de phtisie.

L'énucléation est faite le 7 mars, et le malade part guéri le 12.

Quant aux douleurs de l'irido-choroïdite, si vives et parfois si tenaces, qu'à elles seules elles pourraient devenir une indication de l'énucléation, nous pouvons souvent les calmer à l'aide de paracentèses répétées ou de sclérotomies. Mais le moyen peut-être le plus efficace contre l'élément douleur, est l'arrachement du nasal externe. En plus qu'elle est d'une bénignité absolue, qu'elle évite de toucher à l'œil lui-même, l'opération de Badal donne toujours un bon résultat dans ces cas et mérite de passer dans la pratique courante des ophtalmologistes. Le professeur Badal a sauvé, grâce à elle, de l'énucléation nombre d'yeux dont les malades réclamaient instamment l'extirpation.

OBS. VII (PERSONNELLE). — *Irido-choroïdite rhumatismale avec crise aiguë de glaucome. Arrachement du nasal externe. Cessation des douleurs.*

Homme de 60 ans, employé aux chemins de fer, a eu une iritis de l'O. D. qui a produit des synéchies postérieures et la formation d'une cataracte capsulo-lenticulaire. Au mois de janvier 1890, on fait une extraction de cataracte avec iridectomie.

Le malade compte les doigts après l'opération ; la plaie se ci-
catrise normalement ; mais il y a une réaction inflammatoire
subaiguë avec quelques élancements douloureux dans le globe
et un champ pupillaire trouble. Atropine. Frictions mercurielles au pourtour de l'orbite.

Après quelques mois d'accalmie, éclate, au mois de juin, une
attaque glaucomateuse qui ramène le malade à l'hôpital. Cercle
périkératique ; champ pupillaire en partie comblé par des pro-
duits plastiques ; trouble accusé des milieux, œil dur, vision
réduite à une perception qualitative de la lumière. Douleurs
très violentes, avec irradiation au côté correspondant de la
tête, qui privent le malade de tout repos.

Bien que décidé tout d'abord à pratiquer l'énucléation, le professeur Badal tente un arrachement du nasal. La nuit suivante
le malade peut dormir, les crises douloureuses deviennent plus
espacées et moins violentes, elles ont cessé complètement le
quatrième jour. Depuis cette époque, les phénomènes glaucomateux ne se sont pas reproduits, et le malade conserve encore
son œil, avec un faible degré de vision.

Dans les cas où les ressources précédentes n'auraient
pas donné de résultat satisfaisant, il ne resterait qu'à
pratiquer l'énucléation. Beaucoup de ces yeux perdus
par irido-choroïdite renferment des plaques calcaires du
corps ciliaire ou de la choroïde, concrétions qui déterminent l'irritation des nerfs ciliaires et peuvent, par leur
intermédiaire, produire un retentissement réflexe sur
l'œil sain.

Les yeux atteints de glaucome grave à forme hémorrhagique présentent de telles lésions, que le plus sage
parti souvent est de les extirper. « Des hémorrhagies
internes abondantes, de vastes ulcérations de la cornée
avec propulsion en avant et luxation du cristallin, la dis-

tension de la choroïde et de la sclérotique, surtout dans la région équatoriale, des hypopions se répétant et s'accompagnant de synéchies iriennes, témoignent alors de troubles nutritifs profonds éprouvés par les diverses parties de l'œil et conduisent rapidement à la destruction de l'organe » (Panas) (1).

L'iridectomie, la sclérotomie, les ponctions équatoriales peuvent produire un abaissement momentané de la pression et une détente favorable, m sleurs effets ne sauraient être durables. « Chaque fois, dit Coppez (2), qu'il se présente à notre clinique un de ces glaucomes malins, nous avons l'habitude de dire à nos élèves : « voilà un glaucome contre lequel échoueront à coup sûr l'iridectomie et la sclérotomie que nous devrons répéter pour soulager le malade en diminua momen tanément la pression oculaire, mais je tiens à vous annoncer que, dans un avenir plus ou moins éloigné, nous devrons finir par l'énucléer. Cette prévision se confirme presque toujours ».

Les mêmes réflexions pourraient dans une certaine mesure s'appliquer à l'hydrophtalmie qui n'est en somme qu'une forme de glaucome chronique.

Les ponctions équatoriales, préconisées par de Wecker, n'ont guère une action efficace, du moins durable. La sclérotomie produit bien des abaissements passagers de la tension, mais sans parvenir le plus souvent à arrê-

(1) PANAS. *Leçons sur les inflammations des membranes int. de l'œil.*

(2) COPPEZ. *Compte rendu de la cl. ophtalmologique de l'hôp. St-Jean, 1889.*

ter la distension toujours progressive des membranes qui finit par former ces énormes yeux buphtalmiques. C'est encore l'iridectomie faite de bonne heure qui semblerait l'opération la plus efficace, si elle n'était dangereuse.

Nous rapportons ici l'observation d'un malade, atteint d'hydrophtalmie congénitale double, qui a subi successivement, sans qu'une amélioration notable se produisît, deux ponctions équatoriales, un rarachement du nasal, une sclérotomie, une iridectomie.

Obs. VIII ·(personnelle). — *Hydrophtalmie congénitale non améliorée par toute la série des traitements classiques.*

Jeune homme de 21 ans, ne signale ni antécédent héréditaire, ni consanguinité chez ses parents.

L'O. D. est perdu depuis six ans. En voie de phtisie avancée, il est plus petit que son congénère, mou et douloureux à la pression de la région ciliaire. L'iris a une coloration verdâtre. Une partie du champ pupillaire est masquée par le cristallin opacifié et en partie résorbé. Le] fond de l'œil est inéclairable.

L'O. G. est très volumineux, la chambre antérieure très profonde, la pupille largement dilatée et immobile, l'hypertension très accusée (T + 3). La papille est profondément excavée et décolorée. La vision est réduite à la perception des mouvements de la main.

Prévoyant que l'O. D., qui est complètement perdu et douloureux, pourra déterminer dans un avenir plus ou moins éloigné des troubles sympathiques sur son congénère déjà si mauvais, le professeur Badal en pratique l'extirpation le 16 mai 1890. Dans la même séance, il fait l'arrachement du nasal du côté gauche dans le but d'amener une perturbation favorable dans les phénomènes nutritifs de l'organe. Il faut

dire que cet œil avait déjà subi en dehors du service deux ponc ·
tions équatoriales qui étaient restées sans aucun résultat.
Pendant quelques jours, le malade accuse une certaine amélioration de la vision, mais l'œil est toujours très dur, la chambre
est aussi profonde et en somme, l'état reste stationnaire.

Le 2 juin, on fait une sclérotomie qui produit immédiatement
un abaissement réel de la tension qui se maintient deux ou
trois jours. Mais, dès que la plaie est cicatrisée, le tonus est de
nouveau T + 3 et l'état le même que précédemment.

Le 12, on fait une large iridectomie : l'humeur aqueuse
s'échappe avec force dès que la chambre antérieure est ouverte
et l'iris vient de lui-même se présenter entre les lèvres de la
plaie, mais il n'y a pas d'accident à signaler. L'opération au
contraire a réussi à souhait puisqu'on a obtenu la formation
d'une belle cicatrice cystoïde. La tension cependant ne reste
pas considérablement diminuée, et malgré un traitement à
l'iodure de potassium, l'emploi de courants continus, la vision
reste aussi mauvaise et l'on peut dire, lorsque ce jeune homme
quitte le service (8 juillet), que l'état est à peu près stationnaire.

L'énucléation trouve des indications plus précises
encore lorsqu'il s'agit de ces yeux détruits à la suite de
perforations de la cornée, porteurs de leucomes adhé-
rents, ou de volumineux staphylômes intercalaires, sour-
ces fréquentes d'infection, ainsi que Despagnet (1) et
tout dernièrement Wagenman (2) l'ont établi.

Quel avantage y a-t-il à conserver ces yeux inutiles,
laids et difformes, capables de devenir le siège d'une

(1) DESPAGNET. *De l'irido-choroïdite suppurative dans le leucome
adhérent de la cornée* Th. Paris. 1887.

(2) WAGENMANN. De la suppuration du corps vitré prenant son
origine de cicatrices opératoires et de prolapsus iriens cicatrisés.
Von Graefe's Archiv, XXXV, 4, p. 116.

suppuration étendue, le point de départ d'une ophtalmie migratrice ? L'excision du straphylôme, les ponctions équatoriales, le tatouage ne sont que des moyens visant le côté esthétique, mais ne parant nullement aux accidents infectieux que l'on redoute.

Dernièrement nous avons vu, à la consultation des Quinze-Vingts, un jeune garçon de quinze ans qui se présentait avec un œil atteint d'un leucome total adhérent, déjà en voie d'atrophie avancée et légèrement douloureux à la pression, sur lequel on avait peu de temps avant pratiqué un tatouage. M. le Dr Valude, qui examina le malade, fit ressortir avec beaucoup d'à propos l'inutilité du tatouage sur de tels moignons, seulement justifiables de l'énucléation.

Obs. IX (PERSONNELLE). — *Leucome total adhérent avec staphylôme intercalaire. Énucléation.*

Garçon de 13 ans, a eu une perforation de la cornée gauche dans le cours d'une ophtalmie purulente de l'enfance. Depuis cette époque, il a conservé un œil mort à la lumière, avec un leucome total de la cornée, sans jamais avoir éprouvé de douleurs ni de troubles sympathiques.

Au mois de juin 1889, cet œil devient le siège d'élancements douloureux, ce qui décide les parents à conduire leur enfant à la clinique de l'hôpital St-André. On constate que le globe est dur, légèrement douloureux à la pression, mais sans sensibilité plus grande localisée en un point fixe. La cornée est épaissie et absolument opaque ; la chambre antérieure n'existe plus. Entre le droit inférieur et le droit externe existe un staphylôme, gros comme une petite noisette, au sommet duquel la sclérotique paraît amincie. Les veines ciliaires sont dilatées et légèrement tortueuses. Il existe au réveil une légère sécrétion dans le cul-de-sac conjonctival. Du côté de l'œil droit, le malade ne signale aucune douleur, aucun trouble de la vision, et l'examen ophtalmoscopique ne constate rien d'anormal.

L'énucléation de l'œil gauche est pratiquée. Suites bonnes ; guérison cinq jours plus tard. La plaie a bonne apparence : le moignon est petit, mais régulier et assez mobile. Le port d'un œil artificiel est facilement supporté.

OBS. X (PERSONNELLE). — *Staphylôme opaque adhérent. Énucléation.*

Homme de 62 ans, menuisier, est atteint d'un staphylôme opaque adhérent de l'O. D., consécutif à un ancien traumatisme. La cornée, épaissie et recouverte d'une sorte de pannus, est fortement conique, amincie à son sommet et adhérente par sa partie supérieure à l'iris enclavé en cet endroit, au niveau de l'ancienne perforation. Le globe est dur et un peu douloureux à la pression de la zone ciliaire.

L'énucléation est pratiquée par le professeur Badal. Rien à signaler dans les suites, si ce n'est une légère hémorrhagie post-opératoire qu'on arrête par la simple compression.

OBS. XI (PERSONNELLE). — *Leucome cicatriciel adhérent déterminant de l'ophtalmie sympathique. Énucléation. Guérison.*

Femme de 31 ans, cultivatrice, a du côté gauche un leucome cicatriciel adhérent consécutif à une perforation de la cornée, survenue dans le cours d'une ophtalmie purulente. La vision de cet œil est abolie depuis longtemps. Le globe est très dur, mais non douloureux.

Depuis quelques jours, ont éclaté à droite des symptômes d'irido-kératite, qu'en l'absence de toute autre cause apparente,

M. Badal n'hésite pas à déclarer de nature sympathique. L'énucléation de l'O G. pratiquée, les phénomènes inflammatoires de l'O.D. ne tardent pas en effet à s'amender, puis à guérir complètement, aidés par un traitement à l'atropine et aux frictions mercurielles circumorbitaires.

CHAPITRE V

Indications et contre-indications dans la panophtalmie

La question de l'énucléation dans la panophtalmie a donné lieu dans ces dernières années à d'intéressantes discussions au sein des sociétés savantes (Assemblée des naturalistes allemands, Magdebourg, 1884. Congrès d'ophtalmologie de Paris, 1886. Société ophtalmologique du Royaume-Uni, 1886. Société française d'ophtalmologie, Paris, 1888).

Chaque fois, chaleureusement défendue par les uns, elle a été vivement combattue par les autres qui la repoussaient comme une opération dangereuse, donnant lieu à des méningites mortelles, ne voulant pas admettre que les méningo-encéphalites étaient dues à la maladie elle-même et non à l'intervention qui, faite avec antisepsie, est sans danger, ainsi que nous l'avons établi dans notre premier chapitre.

Le professeur Badal, malgré un grand nombre d'énucléations faites par lui en pleine panophtalmie, n'a jamais observé un seul cas de méningite. Sur 600 ou 700 énucléations, Dransart (1) n'a jamais eu le moindre accident bien qu'il opère souvent en pleine suppuration.

(1) DRANSART. *Soc. franç. d'ophtalmologie*, 17 avril 1886.

Obs. XII (inédite). (Communiquée par M. le Dʳ Abadie.) — *Irido-choroïdite suppurative enrayée par deux injections intra-oculaires de sublimé. Guérison.*

Un homme de 35 ans, chaudronnier, reçut, le 31 octobre 1890, un éclat de fer dans l'O. G., qui fit du côté externe une plaie de la cornée, dans laquelle l'iris vint s'enclaver. Dès les premiers jours, éclatèrent des phénomènes d'irido-choroïdite, pour lesquels on n'employa que des lotions boriquées et des instillations d'atropine. Ce n'est que le 17 novembre que le malade vint consulter le Dʳ Abadie.

A ce moment, la cornée est trouble, dépolie, entourée d'un léger bourrelet chémotique. La plaie, mal cicatrisée, est œdématiée et grisâtre. Il y a du pus dans la chambre antérieure. La pupille est resserrée et immobile, retenue par quelques synéchies discrètes, qu'on aperçoit facilement à l'éclairage oblique, en même temps qu'une masse jaunâtre siégeant dans les couches inférieures du corps vitré et qui n'est autre chose que du pus. Le globe est depuis quelques jours le siège d'élancements profonds et la vision est réduite à la perception des mouvements de la main.

Pensant qu'on peut enrayer la suppuration, étant donnée sa marche lente et insidieuse, le Dʳ Abadie fouille profondément la plaie au galvanocautère, évacue le pus de la chambre antérieure, et injecte dans le corps vitré une goutte d'une solution de sublimé au 1/500ᵉ. Pansement iodoformé et bandeau compressif.

L'opération est suivie d'une réaction assez vive; mais l'hypopion ne se reproduit pas. On renouvelle journellement le pansement en lavant chaque fois largement l'œil avec la solution hydrargyrique. Au huitième jour, l'amélioration est déjà très manifeste : les douleurs ont disparu ; l'œdème et l'injection conjonctivale ont diminué ; la cornée, sauf au niveau de la plaie, a sa transparence normale. Mais comme on voit encore un exsudat purulent dans le corps vitré et que la vision ne s'améliore pas, on fait une deuxième injection intra-oculaire de sublimé.

L'amélioration a été en s'accentuant de plus en plus. Actuellement on peut considérer le malade guéri : l'œil a sa tension normale ; la plaie est cicatrisée ; l'humeur aqueuse et la cornée transparentes. Il reste un petit leucome insignifiant en dehors. La pupille reste retenue par des synéchies. Lorsqu'on aura fait une iridectomie, la vision sera certainement très satisfaisante.

Lorsque la panophtalmie est bien établie, que le pus a envahi tout le vitreum et la choroïde, il est inutile de songer à conserver l'organe et le mieux est de l'énucléer sans retard. On évite ainsi au malade d'horribles souffrances qui retentissent péniblement sur son intelligence et sur son état général ; on empêche la propagation possible des streptocoques et des staphylocoques au tissu cellulo-graisseux de l'orbite, à la veine ophtalmique et au sinus caverneux.

Les larges incisions libératrices ne sauraient avoir qu'un effet palliatif passager et ne peuvent pas remplir le but qu'elles visent, ainsi que l'a établi le professeur Panas (1) au congrès d'ophtalmologie de 1888. « Quant aux larges incisions, a-t-il dit, je les crois inefficaces, et il suffit d'avoir fait l'autopsie d'un œil atteint de panophtalmie, pour s'en rendre compte : le pus, loin d'être collecté en foyer, se trouve réuni en nappe sous forme de gâteau qui ne pourra être évacué suffisamment par l'incision, ni même par l'éviscération. »

(1) PANAS. *Soc. franç. d'ophtalmologie,* 8 mai 1888.

A ce compte-là le *curage antiseptique*, préconisé par Chibret (1) aurait la même inefficacité et c'est ce qu'on lui a reproché. Ce reproche ne serait pas justifié, d'après les renseignements que l'auteur a bien voulu nous donner. « En intervenant rapidement, nous a-t-il écrit, on trouve un pus qui ressemble à du blanc d'œuf à demi cuit et qui se détache facilement du corps vitré sain, analogue lui-même à du blanc d'œuf non coagulé. » En effet M. Chibret opère au plus tôt, et même avant la disparition des perceptions rétiniennes. Dans huit cas il a obtenu par son procédé un résultat très satisfaisant.

Quoi qu'il en soit, le curage antiseptique n'est applicable qu'à certains cas spéciaux, ceux où la suppuration est limitée à l'hémisphère antérieur. Il ne peut donc pas avoir des indications générales comme l'énucléation, opération à laquelle il faudra avoir recours dans la grande majorité des cas, sans tenir compte des dangers de méningite signalés par les ennemis de l'énucléation, et que Boé (2) invoquait dernièrement encore au congrès de Berlin.

C'est le 5 septembre 1863, dans une séance du congrès ophtalmologique de Heidelberg, qu'une vive discussion s'éleva pour savoir si l'énucléation pratiquée en pleine suppuration n'augmentait pas les dangers que courait déjà le malade du fait seul de sa panophtalmie. Græfe, très frappé par deux cas de mort survenus presque coup sur coup dans sa pratique, n'hésita pas à formuler le

(1) CHIBRET. *Curage antiseptique de l'œil dans la panophtalmie. Rev. génér. d'ophtalmologie*, mai 1889.

(2) BOÉ. *Congrès de Berlin.* (Sect. d'ophtalmologie), 1890.

jugement suivant : « L'énucléation dans la période aiguë de la panophtalmie purulente avec exophtalmie est une mauvaise opération ; elle doit être rejetée ».

En 1886, au sein de la Société ophtalmologique du Royaume-Uni, Pagenstecher, Arlt, Burdenell, Carter, Mules, se montrèrent aussi sévères à l'égard de l'extirpation de l'œil en pleine panophtalmie.

Par contre, des maîtres non moins autorisés, Panas, Badal, Gayet, Meyer, Dianoux, etc., pratiquent couramment l'énucléation en pleine panophtalmie sans observer d'accident sérieux.

L'énucléation, en effet, faite antiseptiquement, est, comme nous l'avons établi dans notre chapitre I, une opération sans danger, et dans le phlegmon de l'œil, c'est l'opération la plus complète et le traitement le plus rapide dans ses résultats. C'est donc à elle qu'on peut et qu'on doit recourir.

OBS. XIII (PERSONNELLE. — *Irido-choroïdite suppurative. Énucléation. Guérison.*

Homme de 52 ans, cantonnier, atteint de larmoiement chronique, reçut au mois d'avril 1889, un éclat de pierre dans l'O.G. Lorsqu'il se présenta à la clinique de l'hôpital St-André, il existait déjà un abondant hypopion avec des douleurs lancinantes. On fit une paracentèse et un lavage antiseptique de la chambre antérieure. Mais le pus se reforma promptement et les symptômes s'aggravèrent. Chémosis, infiltration profonde au niveau de l'ulcération cornéenne, douleurs vives, hypertension du globe.

Énucléation le 6 mai. L'œil, rempli de pus, se vide à travers la cornée sphacélée, au moment de la section du nerf optique.

La cavité est soigneusement désinfectée. Suites bonnes. Guérison.

OBS. XIV (PERSONNELLE). — *Panophtalmie consécutive à un traumatisme. Énucléation. Guérison.*

Homme de 30 ans, charbonnier, avait perdu depuis plusieurs années la vision de l'O.D. à la suite d'une ophtalmie purulente qui avait laissé un leucome presque total de la cornée. Cet œil fut vivement contusionné au mois de mars par un éclat de bois. Il devint très douloureux, enflammé, et bientôt éclatait le cortège des symptômes classiques de l'irido-choroïdite suppurative, ce qui détermina cet homme à entrer dans le service du professeur Badal. La panophtalmie est à ce moment en pleine évolution : les paupières sont rouges et très œdématiées ; lorsqu'on les entr'ouvre on aperçoit un chémosis considérable et du pus dans les culs-de-sac ; il existe des douleurs vives et un certain état fébrile.

Sans perdre de temps, on pratique l'énucléation, après avoir été obligé de sectionner la commissure externe, en raison du gonflement énorme des paupières. L'opération est laborieuse en raison des adhérences que la capsule de Tenon a contractées avec le globe. Le nerf optique, qui paraît légèrement infiltré, est réséqué sur une longueur de quelques millimètres. Le tissu cellulaire de l'orbite paraît indemne. On fait néanmoins un lavage soigneux de la cavité avec une solution de sublimé. En enlevant les premiers pansements, on trouve un peu de sécrétion séro-purulente. Mais au bout de huit jours, les paupières sont complètement dégonflées, la sécrétion est tarie et la plaie est en parfait état. Le malade quitte le service.

L'extension de l'infection au tissu cellulaire de l'orbite ne sera pas une contre-indication de l'énucléation. « Pour ce qui est de la panophtalmie confirmée, dit le professeur Panas (1), avec propagation déjà faite dans l'orbite, une longue expérience personnelle nous a confirmé que la mort consécutive à l'énucléation, même à l'époque où nous n'avions pas recours à l'antisepsie, constituait une exception rare. »

Nous rapporterons une observation de ce genre. A part un peu moins de rapidité dans la guérison, le résultat a été aussi bon que de coutume.

Obs. XV. — *Panophtalmie avec propagation déjà faite dans le tissu cellulaire de l'orbite. Énucléation. Guérison.*

Une femme de 47 ans, journalière, est énucléée le 8 mars 1889 par le professeur Badal, pour un phlegmon de l'œil consécutif à un traumatisme. L'opération est un peu longue, à cause du gonflement considérable des paupières et des adhérences inflammatoires de la muqueuse avec le globe. Le nerf optique paraît sain, mais tout le tissu cellulaire de l'orbite est rouge, œdématié et infiltré d'un pus jaunâtre. La plaie est abondamment lavée au sublimé et saupoudrée d'iodoforme. Pendant les premiers jours consécutifs à l'opération, il existe une certaine sécrétion purulente qui se tarit rapidement sous l'influence de lavages et de pansements antiseptiques.

Les mêmes indications de l'énucléation subsisteraient si la sclérotique venait à être perforée par le pus. L'opération, en enlevant la membrane désorganisée, en mettant à jour les clapiers purulents, permet de faire une toilette antiseptique complète.

Un phlegmon de l'orbite a-t-il succédé au phlegmon

(1) PANAS. De l'énucléation dans la panophtalmie. *Archiv. d'ophtalmologie*, 1888.

de l'œil, à l'énucléation il sera prudent de joindre l'incision volontaire de la capsule de Tenon, dans laquelle on devra établir un drainage et faire des lavages antiseptiques capables d'aller détruire les agents infectieux jusque dans leur dernier repaire.

Même lorsqu'une méningite vient à se déclarer, la partie n'est pas fatalement perdue. Récemment encore Noyes (de New-York) a rapporté un bel exemple de guérison obtenue dans ces conditions.

Obs. XVI (résumée). (Noyes. *Transact. of the Americ. ophthalm. Soc.*, 25e session, 1890.) — *Méningite septique, consécutive à une énucléation, guérie par une profonde désinfection du tissu orbitaire.*

Un homme de 57 ans, atteint de panophtalmie, fut énucléé au quatrième jour de l'affection. Des symptômes cérébraux ayant éclaté, Noyes pratiqua sous l'éther une incision verticale à travers les deux paupières, puis débrida les deux angles, et plongeant le couteau jusqu'au fond de l'orbite, laboura le tissu orbitaire dans tous les sens. Irrigations et pansements au sublimé. Quinze jours après, guérison.

Lorsqu'une méningo-encéphalite s'est déclarée dans le cours d'une panophtalmie, la plupart des ophtalmologistes s'abstiennent d'intervenir, car à ce moment la diffusion des microbes pyogènes est faite, et l'on ne manquerait pas peut-être de mettre sur le compte de l'opération la terminaison fatale due à la méningite.

Après la lecture de l'observation de Noyes, nous nous sommes demandé, d'une façon purement hypothétique, si lorsque les accidents méningitiques sont encore à leur début et bien localisés, il n'y aurait pas avantage à énucléer et à désinfecter profondément le tissu de l'orbite, de manière à obtenir la résolution du processus infectieux, comme dans l'observation ci-dessus.

Une contre-indication formelle de l'énucléation dans la panophtalmie est la généralisation de l'infection à l'économie, ou l'existence d'un état dyscrasique, tel qu'albuminurie, diabète très prononcés, etc.

Tout traumatisme opératoire risque en effet dans ces conditions de donner une sorte de coup de fouet aux accidents infectieux, en ouvrant largement les voies d'absorption aux colonies microbiennes lancées dans le courant lymphatique et sanguin.

Le professeur Panas a rapporté une très intéressante observation qui démontre clairement ce fait, et qui peut servir d'enseignement à ceux qui énucléent tant qu'il n'y a pas une infection profonde ou une cachexie avancée, partant de ce principe, qu'il y a toujours avantage à supprimer un foyer purulent.

Obs. XVII (résumée). (Panas. *Arch. d'ophtalmologie*, t. VIII, p. 317). — *Panophtalmie consécutive à une extraction de cataracte. Généralisation de l'infection à tout l'organisme. Énucléation. Insuccès.*

Un homme de 67 ans, atteint de panophtalmie de l'œil gauche, consécutive à une extraction de cataracte, et de cyclite symphatique commençante de l'œil droit, fut énucléé, le 17 février 1888, avec toutes les précautions antiseptiques ordinaires. Le tissu cellulaire de l'orbite était lardacé et infiltré de pus.

Le 19, on constata les signes d'une pleurésie qu'on diagnosti-
qua de nature septique, l'attribuant à une infection de l'organisme par la panophtalmie phlegmoneuse, antérieure à l'énucléation, et que celle-ci avait été incapable d'arrêter dans son
évolution. Des phénomènes méningitiques se déclarèrent
ensuite, et le malade mourut le 25.

L'autopsie démontra l'existence de séro-pus dans la cavité
arachnoïdienne de l'encéphale, dans la plèvre droite, un léger
épanchement séreux dans le péricarde, un abcès de la base du
poumon droit, des reins atteints de néphrite-interstitielle avec
un kyste multiloculaire sur le rein droit.

L'étude bactériologique a démontré que le tissu cellulaire de
l'orbite, le liquide de l'espace intervaginal des nerfs optiques,
le pus des méninges, le sang des artères cérébrales, le liquide
du kyste rénal, contenaient tous du staphylococcus albus mé-
langé au streptococcus en quantité moindre. Or les mêmes
microbes avaient été trouvés dans l'œil énucléé.

Même contre-indication, et pour les mêmes raisons,
dans les panophtalmies *secondaires*, celles qui survien-
nent dans le cours de la septicémie, de la fièvre typhoïde,
de la fièvre puerpérale, des fièvres éruptives, de l'endo-
cardite infectieuse, de l'érysipèle, du panaris, etc.

Desbrières (1) rapporte une longue observation de
panophtalmie secondaire, consécutive à l'influenza, pour
laquelle le professeur Panas se garda bien de pratiquer
l'énucléation, en raison de l'existence d'une broncho-pneu-
monie infectieuse et du mauvais état général du malade.

(1) Desbrières. *De la panophtalmie secondaire infectieuse.* Th.
Paris, 1890.

dix énucléations inutiles qu'assumer la responsabilité d'une seule cécité ».

Avec les données que nous possédons actuellement sur la pathogénie de l'ophtalmie sympathique, avec les moyens que l'antisepsie met entre les mains, il est possible d'établir d'une façon plus rationnelle les indications et les contre-indications de l'extirpation des yeux sympathisants, d'assigner avec plus de précision la part de l'énucléation, opération qui a rendu bien des services et qui doit en rendre encore, et mérite à ce point de vue d'être signalée, d'après les termes de Reclus (1), « comme une des plus belles conquêtes de la chirurgie ».

L'énucléation peut être employée contre l'ophtalmie sympathique soit comme traitement préventif, alors que les accidents sont à redouter, mais n'ont pas encore éclaté, soit comme moyen curatif, lorsque l'affection est déjà établie.

A. — ÉNUCLÉATION PRÉVENTIVE

L'efficacité de l'énucléation faite avant l'apparition des accidents sympathiques est un fait admis par l'unanimité des cliniciens. Le professeur Panas (2) la considère dans ces cas comme « une opération radicale ».

Il est certain que tout danger est évité, si l'on supprime le foyer infectieux avant que les microbes n'aient eu le temps d'envahir les gaines du nerf optique. « Per-

---

(1) Reclus. *Des ophtalmies sympathiques*. Thèse d'agrégation, 1878.

(2) Panas. *Soc. franç. d'ophtalmologie*, 7ᵉ session, 9 août 1889.

sonne ne niera, dit de Wecker (1), que l'énucléation préventive exécutée sur un œil privé de sa fonction, profondément lésé, ou porteur d'un corps étranger, est et restera une opération d'une utilité incontestable et qui s'imposera toujours au praticien. »

Malheureusement, son application dans la pratique n'est pas sans présenter plus d'une difficulté, attendu qu'on ne nous a pas appris encore le pronostic certain au point de vue de la migration, et que nous ne pouvons pas dire : tel cas donnera de l'ophtalmie sympathique, tel autre ne la provoquera pas.

Il y a aussi à compter avec la résistance des malades, avec leur mauvais vouloir et leur négligence.

Enfin, il faut reconnaître que dans quelques cas, rares à la vérité, l'énucléation n'a pas empêché l'éclosion ultérieure des accidents sympathiques. Bowers (2) a observé un cas d'ophtalmie symphatique 17 jours après l'énucléation, Siméon Snell (3) 32 jours après. Nettleship (4), sur 200 cas, a observé 30 fois l'apparition des accidents sur l'œil sain, après l'extirpation de l'œil malade. Adam Frost (5), Lawson (6) ont observé chacun deux cas analogues. Brailey (7) cite 2 cas d'ophtalmie symphathique survenue après l'énucléation pour une blessure, l'une

(1) DE WECKER. *Traité d'ophtalm.*, t. II, p. 335.
(2) BOWERS. *Brit. med. Journal*, mai 1883.
(3) SNELL. Soc. of United. Kingdom. *The Lancet*, juillet 1883.
(4) NETTLESHIP. Opthalm. Society. *Rev. gén. d'ophtalmologie*, 1886 t. V.
(5) FROST. Opht. Soc. of Great Britain. *The Lancet*, 1884.
(6) LAWSON. *Opht. hospital reports*, 1881, t. X.
(7) BRAILEY. *Congrès de Berlin*, sect. d'ophtalm., 1890.

quatre semaines, l'autre sept semaines après, et cependant chez l'un des malades l'extirpation avait été faite quarante huit heures après la blessure.

Ces faits ne sauraient détruire la valeur de l'énucléation préventive. Ils démontrent seulement qu'il y a avantage à énucléer de bonne heure les yeux qui menacent de devenir sympathisants, avant que les bactéries n'aient gagné les gaines du nerf optique, détail difficile sans doute à apprécier, car, ainsi que Leber et Deutschmann l'ont démontré, le processus sympathique peut exister déjà dans le deuxième œil, dans la papille (l'examen microscopique l'a prouvé), sans que celle-ci présente d'altération appréciable à l'ophtalmoscope.

Il y a donc lieu de maintenir l'emploi de l'énucléation préventive et de l'appliquer pour :

1° Les yeux ayant subi des délabrements traumatiques considérables, surtout lorsqu'ils renferment un corps étranger,

2° Les yeux profondément désorganisés et morts à la lumière à la suite d'une panophtalmie, d'une iridochoroïdite grave, d'un glaucome malin, surtout lorsqu'ils sont douloureux ;

3° Les yeux amaurotiques, disgracieux et gênants, tels que yeux atteints de staphylôme opaque, de leucome cicatriciel total, etc.

Au contraire, l'énucléation doit être repoussée, toutes les fois que l'œil conserve un certain degré de vision, ou pourrait en récupérer à l'aide d'une opération, quand l'organe n'est ni douloureux ni déformé outre mesure.

De Graefe attachait une grande importance à la douleur révélée par la pression sur le globe, en tant que symptôme prémonitoire de l'ophtalmie sympathique. Reclus raconte dans sa thèse qu'il avait coutume de mettre ses blessés dans une salle obscure et d'explorer tous les jours, avec un stylet mousse, le pourtour de la marge cornéenne intacte. Dès qu'il rencontrait l'existence d'un point douloureux bien localisé dans cette région, le malade était averti des dangers que courait l'autre œil, et l'énucléation était immédiatement proposée.

L'observation suivante est un des exemples types où l'énucléation préventive trouve son indication.

Obs. XVIII (personnelle). — *Moignon atrophique renfermant un corps étranger. Énucléation préventive.*

Homme de 34 ans. Au mois de février 1889, reçut dans l'O. G. la charge d'un fusil de chasse (plomb n° 11). Plusieurs grains de plomb pénétrèrent dans l'œil en faisant une plaie scléro-cornéenne et en blessant les procès ciliaires. La réaction fut très vive, et, d'après ce que raconte le malade, il se produisit un volumineux chémosis en même temps que de l'hypohéma, des douleurs périorbitaires violentes et une perte totale de la vision. Sous l'influence d'un traitement antiphlogistique, les phénomènes aigus disparurent sans qu'il survint d'infection de la plaie qui se ferma, en formant une cicatrice rétractile et irrégulière.

Le malade se présente au mois de décembre à la clinique de l'hôpital St-André de Bordeaux, parce qu'il a constaté que depuis trois ou quatre jours le globe atrophié est douloureux à la pression. L'œil à ce moment est en voie de phtisie avancée, réduit au moins de la moitié de son volume, mou (T-2). La cornée est très petite, comme tirée vers la cicatrice située en travers du cercle scléro-cornéen, en haut et un peu en dedans ;

elle est accolée à l'iris enclavé lui-même dans la cicatrice ; la pupille, comblée par des masses exsudatives, n'existe pour ainsi dire plus. La présence de grains de plomb dans l'intérieur de l'œil est probable, mais ni la palpation ni l'inspection n'en décèlent l'existence. La vision de l'O. D. n'a pas changé, et d'ailleurs l'examen ophtalmoscopique n'y révèle aucune lésion.

L'énucléation de l'O. G. a été faite préventivement. A la dissection de cet organe, on trouve un corps vitré absolument liquéfié qui s'écoule, dès l'ouverture de la coque, avec la plus grande facilité. La rétine est décollée sur une assez grande surface ; au dessous d'elle on trouve un grain de plomb enkysté. Deux autres ont été extraits ultérieurement du tissu cellulaire de l'orbite.

Le malade porte depuis lors un œil artificiel, et n'a jamais rien éprouvé du côté de l'O. D.

B. — ÉNUCLÉATION CURATIVE

Lorsque la migration est faite et l'ophtalmie sympathique déclarée, beaucoup d'ophtalmologistes pensent que l'énucléation devient inutile.

Le professeur Panas (1) estime que dans ces circonstances « l'énucléation n'arrête pas le mal et peut même l'aggraver », la lymphangite vaginale trouvant un nouvel élément dans l'inflammation de la capsule de Tenon qui suit l'énucléation.

Laqueur (2) avoue que « s'il est vrai que Meyer a enrayé vingt fois le cours d'une irido-choroïdite plastique

(1) PANAS. *Soc. franç. d'ophtalmologie.* Séance du 9 août 1889.
(2) LAQUEUR. *Étude sur les affections sympathiques de l'œil.* Th. Paris, 1869.

sur 61 énucléations qu'il a pratiquées, il doit se considé
rer comme très heureux ».

Vignaux (1), sur 44 énucléations pour ophtalmie sympathique avec lésions matérielles, donne 17 guérisons
ou améliorations et 27 aggravations ou cécités.

Ayres (2) considère ce point comme définitivement
établi : « l'énucléation ne peut ni arrêter ni diminuer la
durée de l'inflammation sympathique, une fois celle-ci
déclarée ».

Aussi, lorsque l'œil sympathisant conserve un certain
degré de vision, beaucoup d'ophtalmologistes préfèrent-
ils avec raison s'abstenir, parce qu'en énucléant ils n'en-
rayeraient probablement pas les phénomènes sympathiques et qu'ils enlèveraient l'œil qui seul peut être y verra
ultérieurement assez pour permettre au malade de se
conduire.

Vignaux dans sa thèse rapporte une observation fort
instructive à ce sujet : Un homme, à la suite d'une blessure de l'œil droit, fut atteint d'irido-cyclite sympathique
à gauche. L'œil droit conservant encore un certain degré
de vision, M. Gayet ne l'énucléa pas. Huit mois après,
l'œil sympathisé était complètement perdu, tandis que
l'œil droit, le sympathisant, y voyait assez pour permettre
au malade de se conduire.

Ce sont ces cas d'ophtalmie sympathique déjà en voie
d'évolution, contre lesquels l'énucléation ne donne guère

(1) Vignaux. *De l'ophtalmie sympathique*. Th. Paris, 1877.
(2) Ayres. *Archiv. für augenheilkunde*, 1883, t. XII.

que des résultats médiocres, que le Dr Abadie (1) espère guérir à l'aide d'un traitement nouveau dont nous avons déjà eu l'occasion de parler, mais sur lequel nous allons insister encore.

Guidé par une communication que le professeur Reymond (de Turin) fit au congrès d'ophtalmologie de 1889, le Dr Abadie a eu l'idée de faire des injections intra-oculaires de sublimé dans des yeux sympathisants, et a réussi par ce procédé à enrayer la marche de plusieurs ophtalmies sympathiques.

Ce traitement est très rationnel puisqu'il a pour but de détruire sur place les microbes migrateurs et de supprimer la source d'infection, but que se propose l'énucléation; il a, de plus, le grand avantage de conserver l'organe sans compromettre la vision qui peut exister encore. Mais nous doutons qu'il puisse offrir des garanties aussi constantes que l'énucléation, sans toutefois vouloir porter un jugement qui serait peut-être prématuré. Il est préférable pour cela d'attendre que la méthode soit mieux réglée et que les malades aient pu être suivis suffisamment.

En attendant, qu'il nous suffise de consigner les faits cliniques que M. Abadie a bien voulu nous communiquer. On y trouve des résultats excellents qui, s'ils se multiplient, prouveront que les injections intra-oculaires de sublimé peuvent rendre de grands services et être substituées dans beaucoup de cas à l'énucléation des yeux sympathisants.

---

(1) ABADIE. Pathogénie et traitement nouveau de l'ophtalmic sympathique. *Ann. d'ocul.*, mars-avril 1890.

Obs. XIX. (Communiquée par M. le D‌ᵣ Abadie). *Irido-cho-roïdite sympathique. Injections de sublimé dans l'œil sym-phatisant. Guérison.*

Une fillette de 7 ans reçoit le 15 août dernier un éclat de bouchon de carafe dans l'O. D. qui lui fait une plaie de la cor-née, au niveau de la portion externe du limbe ; l'iris fait hernie dans la plaie. Excision de l'iris hernié ; cautérisation de la plaie ; pansement antiseptique. Les jours suivants l'œil est injecté, douloureux ; il existe un léger hypohéma ; la plaie reste béante et œdématiée.

Dans les premiers jours de septembre, se déclare dans l'O. G. une irido-choroïdite sympathique s'annonçant comme grave : Photophobie ; injection périkératique ; trouble de l'humeur aqueuse ; synéchies iriennes nombreuses. La vision est réduite à 1/5. Le Dᵣ Abadie fait immédiatement dans l'O. D. une injec-tion de sublimé au 1/500 et cautérise profondément la plaie qui livre passage à un magma purulent. Dans l'O. G. on fait des instillations fréquentes d'atropine.

Sous l'influence de ce traitement, l'état de l'O. G. s'améliore : l'œil est moins douloureux, le trouble des milieux moins accusé ; la pupille se dilate assez bien. A l'examen ophtalmoscopique, on constate un certain degré de papillite. Une deuxième injec-tion de sublimé est faite dans l'O. D.

Progressivement les symptômes inflammatoires de l'O. G. disparaissent, et un mois après il peut être considéré comme guéri, avec une acuité visuelle de 2/3.

Mais si l'on est autorisé à repousser l'énucléation lors-que l'œil sympathisant conserve un certain degré de vi-sion, doit-il en être de même lorsque celui-ci est un or-gane inutile et perdu ?

Dans de telles conditions on ne perd rien à faire l'énu-

cléation et on peut espérer obtenir une guérison. Car
après avoir signalé l'inefficacité ordinaire de l'énucléation
dans l'ophtalmie sympathique déclarée, nous dirons que
faite au début des accidents, elle donne encore parfois
des guérisons. Il faut d'ailleurs se rappeler qu'il y a des
formes bénignes, à évolution lente, dont l'inflammation
s'éteint dès que le foyer infectant est détruit. Pour sa
part, le professeur Badal n'hésite pas à énucléer les yeux
perdus et amaurotiques, même alors qu'une ophtalmie
migratrice s'est déjà déclarée. Il faut toujours joindre à
l'opération un traitement antiseptique général, et en particulier des frictions mercurielles.

Obs. XX (personnelle). — *Névrite sympathique. Énucléation de l'œil sympathisant. Guérison.*

Homme de 44 ans, marin, a depuis six ans perdu l'O.D. à la
suite d'une plaie pénétrante de la cornée. Cet œil est réduit
à un moignon atrophique, presque pas douloureux d'ailleurs,
dans lequel la cornée épaisse et petite adhère complètement à
l'iris. Toute perception visuelle a disparu de ce côté.

Au commencement de juillet 1889, l'O.G., jusqu'alors sain,
est pris d'accidents symphatiques caractérisés d'abord par un
peu de photopsie et une diminution assez notable de la vision.
Quand le malade est observé par M. Badal, la conjonctive est
légèrement injectée, la pupille est paresseuse à se contracter,
sans que cependant il existe de synéchies postérieures. Le
malade ne voit plus les doigts qu'à 0,50 cent. A l'examen
du fond de l'œil, on voit une papille voilée, à contours diffus,
avec des veines injectées.

L'énucléation est immédiatement proposée au malade et
pratiquée du côté droit. Lavage abondant de la cavité avec une
solution de sublimé au 1/1000. Instillations d'atropine dans

l'O.G. Frictions mercurielles sur le front et la tempe. Quand le malade quitte le service, trois semaines après, toute injection de la conjonctive a disparu, l'iris est largement dilaté par l'atropine ; la papille a repris sa coloration normale, seuls les contours restent un peu nébuleux. Le malade lit sans verres des caractères d'imprimerie un peu gros.

Lorsque l'ophtalmie migratrice est à une période plus avancée, quand l'œil est farci de microbes, l'énucléation non seulement est inutile, mais peut même devenir nuisible, d'après certains auteurs, et ne saurait être entreprise qu'en vertu de la considération, signalée par Mauthner, que là où tout est perdu, on n'a plus rien à perdre.

Il faut distinguer les formes graves. La forme réflexe, s'il est vrai qu'elle existe, est toujours passible de l'énucléation. La forme plastique au contraire, celle qui remplit la chambre antérieure d'exsudats inflammatoires abondants et qui désorganise l'organe en quelques jours, entraînant une cécité fatale, si on l'abandonne à elle-même, ne doit être soumise qu'à un traitement purement médical.

Les antiseptiques, sous forme de frictions mercurielles à dose massive, produisent quelquefois de brillants résultats. L'observation suivante, empruntée à la pratique du professeur Panas, en est un remarquable exemple.

Obs. XXI (résumée). — (Panas. *Soc. franç. d'ophtalmologie, 9 août 1889.*) — *Irido-cyclite sympathique guérie par le traitement mercuriel.*

Une dame à qui M. Panas avait fait une extraction de cataracte avec succès sur un œil, eut une panophtalmie au second, lorsque celui-ci fut opéré à son tour. Quelques jours après, l'œil guéri, le premier opéré, se prit d'irido cyclite sympathique à marche rapide. On employa le traitement mercuriel intensif, sans toucher en rien à l'œil panophtalmique, et on réussit ainsi à sauver l'œil sympathisé qui, après une irido-capsulotomie nécessitée par l'existence de synéchies, recouvra une acuité visuelle excellente.

Les injections antiseptiques intra-oculaires du Dr Abadie auraient sur les microbes de l'œil sympathisé une action identique à celle des frictions mercurielles, mais plus directe et plus sûre encore. Dans la séance du 4 novembre dernier, M. Abadie a présenté à la Société d'ophtalmologie un malade sur lequel il a obtenu, grâce à l'emploi de sa méthode, un résultat vraiment inespéré.

Obs. XXII. (Communiquée par M. le Dr Abadie.) — *Irido-choroïdite sympathique ancienne très améliorée par les injections intra-oculaires de sublimé.*

Un homme de 46 ans a été blessé à l'O. D. par un morceau de cuivre qui lui a fait une blessure à la partie inféro-interne de la cornée, intéressant quelque peu l'iris et la région ciliaire. La plaie a été désinfectée, cautérisée au galvano-cautère. Quelques jours après, excision d'un petit bourrelet cicatriciel au niveau de la plaie et nouvelle cautérisation. L'œil s'est amélioré, après une période de réaction peu vive ; mais si la plaie est en bon état, le champ pupillaire est comblé par des synéchies et la vision très mauvaise.

Cinq semaines après l'accident, la vue de l'O. G. commence à baisser. A ce moment, le malade ne pouvant plus travailler, quitte la clinique du Dr Abadie pour entrer dans un hôpital. Durant son séjour dans différents services, on a fait sans résultat des injections sous-cutanées de peptonate de mercure et d'autres traitements médicaux. L'O. G., comme le droit, présente les lésions étendues d'une irido-choroïdite plastique ; le malade est complètement aveugle. Deux iridectomies faites successivement sur chaque œil sont rapidement comblées par des exsudats plastiques.

Dix-huit mois plus tard, le 28 mars 1890, cet homme revient chez M. Abadie, complètement aveugle. On lui fait une cautérisation de la cicatrice de l'O. D. et une injection d'une goutte de sublimé dans chaque œil en la renouvelant une fois encore. Le 12 juin, on extrait le cristallin cataracté du côté droit, sans qu'il se produise d'accident post-opératoire. Le 17 septembre, on fait une iridectomie sur l'O. G. qui conserve cette fois une pupille suffisamment ouverte. A la fin de septembre, le malade y voit non seulement pour se conduire, mais encore pour lire avec des verres appropriés.

CHAPITRE VII

Indications et contre-indications dans les tumeurs de l'œil.

A. — TUMEURS BÉNIGNES

Les indications de l'énucléation du globe oculaire pour tumeurs bénignes sont forcément très restreintes et n'intéressent que les cas où la tumeur a détruit la vision, où elle gêne par son volume ou par l'irritation qu'elle provoque, ceux enfin où l'extirpation simple du néoplasme n'est pas possible à cause de son siège ou de ses dimensions.

Les kystes de l'iris ont une gravité relative. Dans la plupart des cas qu'il a observés, Knapp (1) a vu les yeux périr par irido-choroïdite et souvent même il s'est développé une ophtalmie sympathique. Aussi se demande-t-il s'il ne vaudrait pas mieux recourir souvent à l'extirpation totale de l'œil, d'autant plus que la récidive est à redouter lorsque l'ablation s'est bornée à la tumeur.

Il nous a été donné d'observer un cas où une ablation simple de kyste irien a été suivie d'irido-choroïdite plastique et, un peu plus tard, de lésions sympathiques identiques du côté opposé entraînant la cécité presque absolue du malade.

(1) KNAPP. Cysts of the iris. *Trans. of the Americ. Soc.*, 1870.

OBS. XXIII (PERSONNELLE). — *Irido-choroïdite plastique consécutive à l'excision d'un kyste de l'iris. Ophtalmie sympathique grave.*

Jeune homme de 17 ans, tonnelier, subit, au mois de février 1890, pour un kyste de l'iris gauche, une iridectomie faite par son médecin traitant avec les précautions antiseptiques ordinaires, nous a-t-on assuré. Les suites opératoires paraissaient marcher à souhait, lorsqu'éclatèrent des phénomènes très aigus d'irido-choroïdite qui, malgré un traitement approprié, après plusieurs exacerbations, entraînèrent rapidement la perte de l'œil. Dans le courant du mois d'avril, l'O. D. devient tout à coup injecté, sensible à la lumière, douloureux à la pression ; la vue baisse rapidement ; les milieux se troublent et d'abondantes synéchies s'établissent en arrière de l'iris.

Le malade ne vient consulter M. Badal qu'au mois de mai. On constate alors que l'O. G. le premier atteint, est déjà en voie de phtisie avancée : son iris, déformé en boudin, a pris une coloration gris verdâtre ; la chambre antérieure est petite ; la pupille absolument obstruée par d'abondants exsudats plastiques ; le globe est mou ; la vision abolie. A droite, l'injection conjonctivale est minime, l'humeur aqueuse est transparente ; mais l'iris est décoloré, comme boursouflé, le champ pupillaire est fermé par d'épaisses synéchies.

Le cristallin paraît en partie résorbé. Le globe est un peu dur, peu douloureux à la pression. Le malade y voit juste pour se conduire.

Profitant de l'accalmie des symptômes aigus, le prof. Badal tente une iridectomie sur l'O. D. La tentative reste inutile, l'iris se déchirant sous la pince, à mesure qu'on veut l'attirer au dehors. Il fait alors une iridotomie. Pendant plusieurs jours on prescrit des frictions mercurielles. La fenêtre irienne créée par l'opérateur est rapidement comblée par des masses exsudatives. L'œil reste dans le même état.

F.   5

Il sera aussi assez rare de pouvoir éviter l'énucléation dans le cas de tumeurs bénignes de l'orbite, surtout lorsqu'elles en occupent le fond. Lorsqu'au contraire elles sont implantées sur les parois latérales, que leur volume n'est pas trop considérable, que l'œil est conservé dans sa forme et dans sa fonction, l'énucléation doit, autant qu'on le peut, être évitée.

Nous rapportons une observation des plus intéressantes parce que non seulement la tumeur a pu être enlevée, tout en conservant l'œil, mais la vision est restée bonne et pourra être améliorée encore par l'extraction ultérieure du cristallin en voie d'opacification.

Obs. XXIV (personnelle). — *Fibrome de l'orbite. Extirpation avec conservation de l'œil et de la vision.*

Une femme de 70 ans, cultivatrice, se fit une contusion légère sur l'O.D. avec une souche de vigne. Quelques mois plus tard, elle commença a éprouver quelques douleurs fugaces de ce côté et à remarquer que sa vue baissait, à mesure que le globe était propulsé en avant.

Ce n'est que deux ans plus tard, lorsque les douleurs sont devenues très vives, qu'elle s'est décidée à venir à la clinique de l'hôpital St-André de Bordeaux (juillet 1889). En l'interrogeant, on apprend qu'elle n'a pas de tare héréditaire et que l'état général est satisfaisant. L'O.D. est fortement exophtalmié, porté en bas et en dedans, ayant conservé en assez grande partie la plupart des mouvements. Sur la surface du globe, il n'existe aucune bosselure pouvant faire songer à un néoplasme. Dans l'intérieur même de l'œil, on ne constate aucune lésion, à l'examen à l'éclairage oblique, ni à l'examen ophtalmoscopique, si ce n'est un peu d'hyperhémie papillaire. La vision est cependant affaiblie. V = 1/6.

L'exploration de l'orbite avec le doigt est relativement facile et permet de constater la présence d'une tumeur assez consistante, légèrement bosselée et paraissant un peu mobile autour de son point d'implantation. La peau de la région ni les ganglions du voisinage ne présentent aucune altération.

Le professeur Badal procède à l'extirpation de la tumeur par dissection, après avoir incisé la commissure externe et ramené l'œil vers la racine du nez. Hémorrhagie en nappe sans importance. Après avoir extrait du fond de l'orbite une première tumeur multilobée assez dure, on retire une poche kystique qu'on a séparée par dissection. On suture la plaie, et on applique un pansement antiseptique et légèrement compressif. La réunion par première intention n'a pas lieu ; il se produit une large ecchymose des paupières et un énorme chémosis de l'œil du côté opéré ; il existe des douleurs lancinantes. Sous l'influence du repos, de lavages antiseptiques et de lotions émollientes, ces phénomènes inflammatoires se calment rapidement, et la guérison s'établit.

L'examen microscopique de la tumeur, fait par M. le professeur Lagrange, a montré qu'il s'agissait d'un fibrome avec quelques cellules embryonnaires en très petite quantité. A la tumeur était annexé un sac séreux, une sorte de kyste périphérique.

Six mois plus tard, la malade a été revue. L'œil a repris sa place habituelle et sa tension est normale. Il persiste une paralysie incomplète du droit supérieur et du droit externe. Il n'existe plus aucune douleur. La vision n'est pas très bonne en raison de l'opacification commençante du cristallin. On peut encore distinguer assez nettement le fond de l'œil, pour affirmer que le nerf optique est intact.

En 1884, M. le professeur Badal a communiqué à la Société de chirurgie une observation également intéressante, dans laquelle une exostose éburnée du frontal, remplissant la cavité orbitaire, avait pu être enlevée, en laissant l'œil et la vision intacts. Nous rappellerons brièvement cette observation.

Obs. XXV (résumée). (Badal. Soc. de chirurgie, 16 juillet 1884. — *Ann. d'Oculistique*, t. XCII, p. 20.) — *Exostose éburnée du frontal remplissant la cavité orbitaire. Ablation. Guérison avec conservation de la vue.*

Jeune homme de 24 ans, charpentier, voit apparaître en 1880, vers l'angle supéro-interne du rebord orbitaire droit, une tumeur dure, indolente, qui progresse lentement. Examiné deux ans plus tard, on constate un exophtalmos énorme avec épiphora et conjonctivite intense, avec réduction de l'acuité visuelle à un tiers, diplopie, décoloration du disque optique.

Le diagnostic d'exostose étant posé, on procède à son ablation. Une incision met à nu la portion extra-orbitaire de l'exostose qui est attaquée à la gouge et au maillet. La manœuvre de la gouge devenant difficile, on tente en vain de passer une scie à chaîne autour de la tumeur. Enfin on finit par la détacher à l'aide de fortes pinces. Cette tumeur, très volumineuse, se logeait dans les parties voisines.

La paroi interne fut largement arrachée, et, fait plus grave, la voûte orbitaire était perforée et la matière cérébrale mise à nu.

Après lavage de la cavité orbitaire, le globe oculaire est remis en place et la plaie extérieure suturée.

Au quinzième jour la guérison est assurée. L'œil a recouvré une partie de ses mouvements, mais il existe une paralysie absolue de l'accommodation et l'acuité visuelle ne s'est pas relevée. Progressivement la situation s'améliore, la mydriase disparaît et, au bout d'un an, la diplopie et le larmoiement n'existent plus.

B. — TUBEBCULOSE OCULAIRE

Par leur caractère de gravité, par leur nature éminemment infectieuse, les tubercules des membranes oculaires pourraient être rangés au nombre des tumeurs malignes de cet organe.

Aussi depuis longtemps avait-on proposé l'énucléation comme le seul moyen à opposer à de pareilles néoplasies. « En face de cet agent redoutable de mort, disait le professeur Gayet (1), il faut agir comme nous agirions avec le cancer, et nous souvenir que dans ce cas la vraie chirurgie conservatrice est celle qui détruit le plus. »

Dans ces dernières années, les études nombreuses faites sur les tuberculoses locales ont quelque peu modifié le courant des idées classiques. On sait, ainsi que l'a fait ressortir le professeur Panas (2), que la tuberculose du segment antérieur du globe affecte une forme plus discrète, a une évolution plus lente que celle du segment postérieur, qui est une forme confluente, à évolution rapide, avec généralisation du côté des méninges ou de l'appareil pulmonaire. On sait que le traitement médical, à lui seul, peut donner des guérisons sans qu'il soit même nécessaire de faire d'opération partielle. M. Panas a observé un malade de 35 ans, atteint de tuberculose irienne de l'O.D. qui guérit sous l'influence d'un traite-

(1) GAYET. De la tuberculose conjonctivale. *Soc franç. d'ophtalmologie*, 1885.

(2) PANAS. Tuberculose oculaire. *Tribune médic.*, 21 novembre 1889.

ment interne par l'iodoforme. De Wecker (1) a présenté à
la Société d'ophtalmologie une fillette de 12 ans, atteinte
de granulie généralisée de l'iris et du corps ciliaire, guérie
par l'iodoforme, l'arsenic et la cure du lait. Dans la même
séance Parinaud a rapporté l'observation d'une fille de
10 ans qui, bien qu'atteinte de phtisie pulmonaire, guérit
d'un tubercule irien par le régime de la viande crue et du
lait alcoolisé. Van Duyse (2) a observé deux fois la guérison spontanée d'une tuberculose irienne.

Enfin, dans ces derniers temps, quelques ophtalmologistes ont pu pratiquer avec succès définitif l'excision
simple de tubercules iriens. Pagenstecher (1887), de
Wecker (1888), Terson (1889), ont pu par ce moyen
arrêter, dans leur marche toujours envahissante, des
tuberculoses iriennes. Encouragé par son succès, Terson (3) propose même, dans les cas de tuberculose confluente de l'iris, de procéder, par une plaie cornéenne
suffisante, à l'arrachement de l'iris tout entier, suivi
d'un lavage aussi parfait que possible de la chambre
antérieure.

D'après les faits qui précèdent, on voit qu'il faut s'abstenir rigoureusement de l'énucléation, toutes les fois que
la tuberculose est limitée au segment antérieur de l'œil,
qu'elle est discrète et qu'il est possible, par le traitement médical seul ou par l'excision simple du tubercule,

(1) DE WECKER. *Soc. franç. d'ophtalmologie*, 1er avril 1890.

(2) VAN DUYSE. Tuberculose de l'iris avec lymphangite uvéale
Ann. d'oculistique, juillet-août 1890.

(3) TERSON. Excision d un tubercule de l'iris suivie de succès.
Archiv. d'ophtalm., janv.-févr. 1890.

de détruire l'affection sur place tout en conservant l'organe et souvent un certain degré de vision.

Mais lorsque ces moyens sont insuffisants, lorsque le mal s'étend aux parties profondes, au tractus uvéal, à la choroïde, tant qu'il n'y a pas de signe de généralisation, il faut extirper l'œil dans sa totalité.

On a objecté que l'énucléation était inutile, attendu que la localisation de la tuberculose dans l'œil ne peut être que le résultat d'une infection endogène puisque les bacilles ne pénètrent pas à travers la conjonctive ou la cornée. Mais à ce compte-là l'excision des tubercules de l'iris serait aussi une opération inutile, et nous ne concevons pas pourquoi M. de Wecker (1), partisan de l'intervention partielle dans le cas de tuberculose irienne, refuse l'énucléation lorsque le tractus uvéal est envahi, l'état général restant bon.

Que la tuberculose de l'œil soit due à une infection endogène, cela ne veut pas dire qu'elle ne puisse pas être primitive. Or, tant qu'une lymphe de Koch plus parfaite n'aura pas mis entre les mains du praticien un moyen sûr de détruire des lésions si redoutables par le traitement médical seul, il sera indiqué de supprimer tout foyer local de tuberculose, dont la présence est une menace constante de généralisation. Et ce précepte est d'autant plus recommandable pour le cas particulier, que, s'ils ne sont pas guéris par le traitement médical, les yeux tuberculeux sont voués à une atrophie certaine, après une période longue et pénible de souffrances.

(1) DE WECKER. *Soc. franç. d'ophtalmologie,* 1er avril 1890.

Aussi acceptons-nous entièrement les conclusions que M. Chauvel à proposées à la Société d'ophtalmologie :

1° L'énucléation est contre-indiquée lorsque la tuberculose oculaire est limitée au segment antérieur du globe, lorsqu'elle est circonscrite, et guérissable par le traitement médical ou l'excision simple des tubercules.

2° On doit pratiquer l'énucléation lorsque la tuberculose affecte une forme confluente, qu'elle est étendue au segment postérieur de l'organe, que l'œil est perdu et douloureux, à condition, bien entendu, qu'il n'existe aucun symptôme de généralisation, dans quel cas l'opération ne pourrait avoir qu'un but absolument palliatif.

C. — TUMEURS MALIGNES

Les cancers de l'œil comportent un pronostic excessivement grave, et de tous, le plus malin est le cancer mélanique. La régularité de leur récidive, la facilité de leur propagation, la fréquence des métastases sont si bien connues des chirurgiens ayant une longue pratique, que beaucoup d'entre eux se demandent si l'intervention est vraiment justifiée, aussi prématurée et radicale qu'elle soit.

Sans doute, objectera-t-on, l'opération a toujours un effet favorable, c'est celui de donner une survie de plusieurs mois et même de plusieurs années. C'est justement ce que certains chirurgiens, et non des moins autorisés, contestent, et loin de penser que l'opération provoque un temps d'arrêt dans l'évolution du mal, ils estiment qu'au contraire elle donne une sorte de coup de fouet à l'affection néoplasique dans la plupart des cas. On voit en effet fréquemment des cancers, dont l'évolution avait duré plusieurs années et s'était faite jusqu'alors sans fracas, se reproduire avec une rapidité et cette fois-ci avec une extension inouïes, dès qu'on les a opérés. Pour sa part, de Græfe a vu récidiver en quelques semaines une tumeur oculaire dont le développement avait demandé plus d'une année.

D'ailleurs le mal ne récidive pas toujours sur place. Souvent il reparaît dans une région voisine ou sur un viscère éloigné. Ainsi il ressort de la statistique de Fuchs (1) sur la mélanose oculaire, qu'on a des chances d'éviter la récidive en opérant de bonne heure, tandis que, même à ce moment, on n'a pas plus de garantie en ce qui concerne les métastases, que lorsqu'on opère une tumeur mélanique ayant déjà perforé la coque oculaire.

Que l'intervention soit inutile, passe encore ; mais qu'elle devienne nuisible, voilà ce que ne sauraient admettre les chirurgiens soucieux avant tout de l'intérêt de leurs malades.

Les remarques qui précèdent sont fort justes, mais ne suffisent pas, croyons-nous, à faire rayer l'énucléation du traitement des tumeurs malignes du globe oculaire. Si les récidives sont si fréquentes, cela ne tient il pas en effet à ce qu'on opère presque toujours trop tard ? Cela n'est-il pas dû aussi à ce qu'on ne fait pas des opérations assez larges, de façon à enlever le mal dans sa totalité ? Si les cancers extérieurs du globe sont, de l'avis de tous

____

(1) Fuchs. *Das sarcom des Uvealtractus*. Wien, in-8°.

les chirurgiens, moins graves que ceux des parties profondes, cela tient sans doute à ce qu'étant plus accessibles à une observation précoce, ils sont extirpés dès leur naissance. C'est apparemment pour la même raison que le mélano-sarcome du limbe scléro-cornéen est relativement guérissable, et non, comme le suppose Bimsenstein (1), parce qu'il est de nature plus bénigne que celui de la choroïde.

Opérer donc le plus tôt et le plus largement possible, dès que le diagnostic de tumeur maligne de l'œil est posé, telle doit être la règle à observer. Ce n'est pas à dire que toute énucléation hâtive soit une garantie certaine de guérison, et l'opérateur doit toujours être très réservé sur les suites tardives, même après une guérison apparente.

Mais quel est le chirurgien, nous le demandons, qui, en présence d'un cancer bien limité, enfermé dans des enveloppes oculaires encore intactes, sans trace de généralisation, refuserait de faire une énucléation ? « S'il reste quelque doute sur le fait même de la généralisation, dit Warlomont (2), j'aurai toujours des trésors d'indulgence pour l'opérateur qui, même en présence d'une chance infinitésimale, aura le courage de s'exposer à des critiques incompétentes pour disputer un malade à la mort certaine et cruelle qui, sans son intervention, doit le tuer à bref délai. »

Lorsque la tumeur (épithélioma ou sarcome) siège à la

(1) BIMSENSTEIN. *Du mélano-sarcome de la région antérieure et extérieure de l'œil.* Th. Paris, 1879.

(2) WARLOMONT. Cité in Thèse de Fouchard, Paris, 1885.

surface extérieure du globe oculaire, qu'elle est peu développée, facilement limitable, il n'est pas nécessaire de faire l'énucléation : l'extirpation partielle suffit, à condition qu'elle soit large, généreuse, et que la plaie soit au besoin cautérisée au fer rouge.

Panas (1) (de Constantinople) rapporte dans sa thèse une observation de mélano-sarcome de la cornée qui n'avait pas récidivé 13 mois après son ablation.

Le professeur Badal a extirpé il y a deux ans un épithélioma de la conjonctive sans qu'il y ait eu jusqu'ici récidive, à notre connaissance.

OBS. XXVI (PERSONNELLE). — *Épithélioma pavimenteux de la conjonctive. Ablation de la tumeur. Guérison.*

Un homme de 27 ans, domestique, quelques mois après un léger traumatisme par une branche d'arbre, voit se développer dans l'angle interne de son œil droit, une petite tumeur assez dure, indolente et qui grossit assez rapidement. Lorsqu'il se présente, six mois après, elle a déjà acquis le volume d'un petit haricot dont elle affecte d'ailleurs la forme, située entre la caroncule et le limbe qu'elle embrasse par sa concavité en le coiffant légèrement. Cette tumeur est irrégulièrement globuleuse à sa surface, sillonnée par des vaisseaux tortueux, mais non bourgeonnante ni fongueuse. Sa consistance est assez dure. Elle adhère à l'épisclère par une sorte de pédicule élargi. Il n'existe aucune douleur, aucun trouble visuel ; simplement de la conjonctivite angulaire. Rien à signaler du côté du système ganglionnaire ni dans l'état général.

La tumeur est excisée aux ciseaux en raclant pour ainsi dire la sclérotique pour être sûr d'enlever le mal dans sa totalité.

____

(1) A. PANAS. *Tumeurs primitives de la cornée.* Th. Paris, 1887.

L'examen microscopique, pratiqué par le professeur agrégé Lagrange, a montré, après durcissement dans l'alcool, les détails suivants : L'élément qui domine est l'épithélium pavimenteux. Cet épithélium prend manifestement son origine à la périphérie de la tumeur. Parti de cette surface, il s'enfonce sous la forme de tubes ou plus exactement de colonnes irrégulières, largement anastomosées entre elles, dans les parties profondes. Ces colonnes épithéliales sont séparées par quelques îlots ou travées conjonctives plus ou moins épaisses, mais généralement peu étendues.

On aperçoit dans ces masses d'épithélium de très nombreux globes épidermiques avec toutes les gradations qui séparent l'épithélium jeune de l'épithélium corné. Ces globes existent surtout du côté de la superficie du néoplasme et aussi dans sa partie moyenne. A mesure qu'on se rapproche des parties profondes l'épithélium devient rare et *disparaît*.

Lorsque la tumeur ne peut être enlevée complètement, qu'elle occupe une grande étendue du globe, qu'elle a dépassé l'insertion des muscles droits, qu'elle a envahi le tissu de la sclérotique, enfin lorsqu'une prompte récidive se produit, il faut extirper l'œil tout entier et décider le malade à se laisser énucléer alors même qu'il ne souffrirait pas et que la fonction visuelle serait à peine atteinte.

« Quelque discrétion qu'on y mette, dit Vanhoutte (1), on peut lui faire apprécier la gravité particulière de sa maladie ; on peut et on doit arriver à lui faire comprendre la très grande probabilité, la presque certitude d'un envahissement de la tumeur vers les parties voisines ; au besoin il ne faut pas lui cacher les menaces des mani-

(1) Vanhoutte. *De la mélanose du globe oculaire*. Th. Paris, 1889.

festations métastatiques. Il importe surtout de bien insister sur les limites de l'opportunité de l'intervention chirurgicale dont il s'agit. Il ne faut pas lui cacher que par la temporisation on finit par atteindre le délai fatal : alors l'intervention cesse d'être efficace. »

Quant aux tumeurs intra-oculaires, leur gravité est telle que les guérisons définitives constituent malheureusement la grande exception. Le mélano-sarcome de la choroïde est de toutes la plus redoutable. « Actuellement, nous dit de Wecker (1), qu'il m'est donné de suivre longtemps mes malades, je dois avouer, à mon grand regret, qu'il y en a peu dont je n'apprenne pas la mort, après un, deux à trois ans, par métastase. »

C'est qu'on opère presque toujours à la deuxième et même à la troisième période, lorsque les phénomènes glaucomateux ont déjà éclaté, lorsque des prolongements néoplasiques ont envahi au loin la gaine du nerf optique, lorsque le fongus a perforé l'enveloppe scléroticale et s'est répandu dans le tissu orbitaire.

Nous avons déjà dit qu'il était de la plus haute importance d'opérer dès la première période. La belle découverte de l'ophtalmoscope nous a donné le moyen d'arriver souvent à faire de bonne heure le diagnostic, alors qu'il n'y a encore, comme troubles fonctionnels, que de l'amblyopie et peut-être quelques phosphènes. A l'examen du fond de l'œil, on devra faire la plus grande attention à tout décollement rétinien qui se présenterait sur un œil non myope, indépendant de tout traumatisme,

(1) DE WECKER. *Traité complet d'ophtalmologie*, t. II, p. 488.

ne siégeant pas sur le lieu d'élection, c'est-à-dire en bas et en dehors, et s'étant produit sans que la tension intra-oculaire ait diminué. Le professeur Panas rappelait, dans une de ses dernières leçons, l'observation d'un malade qu'il avait énuclé sur les seules indications d'un décollement ayant ces caractères suspects. L'étude anatomo-pathologique de l'organe extirpé confirma amplement ses prévisions : il s'agissait d'un petit sarcome mélanique de la choroïde ayant décollé la rétine devant lui, mais n'ayant pas encore intéressé les enveloppes externes. La guérison se maintint : le malade mourut quatre ans après de tout autre maladie.

Cet exemple nous démontre combien les guérisons seraient plus fréquentes, si, comme chez le malade de M. Panas, on avait toujours la bonne fortune d'enlever le néoplasme au début de son développement. Mais, alors même qu'il est possible de faire un diagnostic précoce, que de fois les conseils du chirurgien, qui n'ose pas non plus trop insister en prévision d'une récidive, ne sont-ils pas écoutés ! Les malades ou les parents des malades ne peuvent pas se résoudre à laisser enlever un œil qui n'est pas douloureux, qui y voit encore et dont l'aspect extérieur est absolument normal.

C'est affaire au chirurgien de vaincre ces résistances. « Il est certainement douloureux pour le médecin, dit Hasket Derby (1), de conseiller l'ablation d'un œil, même quand l'aspect de cet œil paraît normal et que le malade y voit pour lire ou écrire. Mais la certitude qu'il a acquise

____

(1) HASKET DERBY. *Boston med. and surg. Journal*, 1872, n° 6.

sur la nature d'une tumeur qui peut atteindre le foie et d'autres organes, et se terminer fatalement, peut le rendre fier envers la science qui a mis entre ses mains le moyen de sauver un homme. »

Nous ne saurions approuver pour notre part la conduite de quelques ophtalmologistes (Little (1), Rolland (2), etc.) qui ont conseillé l'ablation seule de tumeurs malignes intra-oculaires, en laissant le globe de l'œil en place.

Car non seulement l'énucléation radicale est nécessaire, mais il importe de réséquer le nerf optique, lorsqu'on le suppose infecté, et pour le mélano-sarcome choroïdien qui a un pronostic si sombre, il serait peut-être toujours prudent de faire un évidement de l'orbite. « Enlever l'œil tout seul en pareil cas, dit fort justement Lagrange (3), serait aussi illogique que d'extirper un carcinome du sein, sans évider le creux de l'aisselle. »

Le professeur Richet (4) avait depuis longtemps donné le même conseil. « Pour éviter la récidive sur place et la propagation, toutes les fois que je fais une énucléation, j'ai bien soin de dépasser les conseils de Bonnet. J'ai posé ce précepte que, dans les cancers mélanotiques du globe,

(1) LITTLE. Case of sarcomatous tumour of iris ; successful excision *Ophthalmic review*, 1882.

(2) ROLLAND. Extraction d'une tumeur mélanotique intra-oculaire par une incision de la sclérotique. Conservation de la vision. *Rec. d'ophtalmologie*, janv. 1890.

(3) LAGRANGE. Cancers intra oculaires. *Soc. de méd. et de chirurg de Bordeaux*, 7 mars 1890.

(4) RICHET. *Leçon sur un cas de mélano-sarcome de la choroïde.* Cité par VANHOUTTE. Th. Paris, 1889.

il faut simultanément enlever ce globe et les tissus rétro-oculaires. »

Le gliome de la rétine serait moins grave que le sarcome de la choroïde. Fouchard (1) dans sa thèse a pu réunir une vingtaine de guérisons de gliomes dont la nature avait été histologiquement étudiée, et qui, trois, neuf, quinze ans même après l'énucléation, n'avaient pas récidivé.

Lagrange (2), dans un récent travail, se basant sur ces cas avérés de guérison et sur ses recherches anatomopathologiques, essaie d'établir que le pronostic du gliome rétinien est moins grave qu'on ne le pense généralement. « La statistique de cette affection, dit-il, est par conséquent beaucoup moins sombre que celle du cancer du sein, de l'utérus, ou de la langue. Les chirurgiens qui suivent leurs malades savent combien dans ces derniers cas sont rapides et fréquentes les récidives mortelles. »

Quoi que l'on pense de cette manière de voir, il reste bien établi que l'énucléation donne des guérisons définitives. Il en est même ainsi pour les tumeurs malignes du nerf optique, puisque sur les 25 cas rassemblés par Jocqs (3), 6 fois il y a eu guérison s'étant maintenue. L'important, l'essentiel, disons-nous, c'est d'opérer de bonne heure: et cela est si vrai que, même pour les tumeurs mélaniques, de toutes les plus malignes, on trouve

(1) FOUCHARD. *Gliome de la rétine*. Th. Paris, 1885.

(2) LAGRANGE. Contribution à l'étude anatomique et clinique du gliome de la rétine. *Archiv. d'ophtalmologie*, sept.-oct. 1890.

(3) JOCQS. *Des tumeurs du nerf optique*. Th. Paris, 1887.

F   G

dans la statistique considérable de Brière (1) 17,91 0/0 seulement de récidives lorsque l'énucléation a été faite à la première ou à la deuxième période, tandis qu'il y en a 35,29 0/0 dans les cas énucléés plus tardivement.

Mais, si l'on est autorisé à intervenir dans la première période, dans la deuxième même, lorsqu'aucun symptôme de généralisation n'existe encore, peut-on songer à énucléer l'œil lorsque le néoplasme a perforé ses enveloppes, lorsqu'il s'est, selon toute vraisemblance, propagé au nerf optique, au tissu de l'orbite, lors même que des métastases se sont déjà produites ?

Certes dans ces conditions l'intervention, même complétée par un évidement complet de l'orbite, par un curage du périoste et par une cautérisation profonde au thermocautère, ne laisse pas grand espoir à l'opérateur; et aucun doute sur l'issue fatale ne peut exister, si déjà des métastases se sont faites dans les différentes parties de l'organisme.

Toutefois il ne faut jamais abandonner ces malheureux malades, et on leur rend encore souvent service en les énucléant, « ne fût-ce qu'à titre de moyen palliatif destiné à faire cesser les horribles douleurs auxquelles sont souvent en proie les malheureux enfants atteints de gliome orbitaire étendu » (Panas) (2) ; ne fût-ce que pour prévenir les hémorrhagies, souvent sérieuses, auxquelles donnent lieu beaucoup de sarcomes choroïdiens arrivés à la dernière période.

(1) BRIÈRE. *Du sarcome de la choroïde.* Th. Paris, 1873.
(2) PANAS. *Dict. de médec. et de chirurg. pratiques,* art. Rétine.

« Il est infiniment préférable, pense de Wecker (1), de voir succomber ces pauvres êtres à la suite d'accidents cérébraux qui ne tardent pas à se manifester après deux ou trois tentatives de réprimer localement le mal, que de le laisser se propager au dehors, provoquer des décompositions avec sécrétion fétide et rendre ces enfants un véritable sujet d'horreur pour ceux qui les ont adorés. »

C'est en obéissant à ces sentiments bien légitimes, que le professeur Badal a énucléé l'an dernier une pauvre femme atteinte d'un sarcome mélanique de la choroïde arrivé à la troisième période, qui n'a pas tardé d'ailleurs à se reproduire sur place.

OBS. XXVII (INÉDITE). (Clinique ophtalmologique de la Faculté de médecine de Bordeaux.) — *Sarcome mélanique de la choroïde ayant déjà perforé la sclérotique. Énucléation. Récidive.*

Femme de 37 ans, cultivatrice, sans antécédents héréditaires, n'ayant jamais noté de traumatisme oculaire, a remarqué, il y a dix-huit mois, que la vue de son œil droit commençait à se troubler. La vision a été en se perdant progressivement sans qu'il y ait eu de réaction inflammatoire vive, sauf il y a trois mois, époque à laquelle elle éprouva pendant quelques jours des douleurs glaucomateuses assez intenses.

Au moment où elle est examinée par M. Badal, il est facile d'apercevoir une tumeur grosse comme une noix, située en arrière de l'équateur de l'œil, régulièrement arrondie, lisse à sa surface, recouverte par la sclérotique très amincie à travers laquelle on distingue sa coloration noir bleuâtre. L'œil a basculé en haut et en dedans, de sorte que la cornée, grisâtre et opaque, est cachée sous la paupière supérieure. Le tonus est

(2) DE WECKER. *Traité complet d'ophtalmologie,* t. IV, p. 185.

baissé (T — 1). Il n'existe pas de douleurs proprement dites, mais bien une sensation de gêne et de lourdeur. On ne trouve pas d'engorgement ganglionnaire ni dans le ganglion préauriculaire, ni dans ceux de la région sous-maxillaire, ni dans ceux du cou. Pas de symptôme de métastase non plus ; et l'état général paraît satisfaisant.

On pratique l'énucléation le 13 décembre 1889. Sur le pôle postérieur du globe existe une perforation par où fait sailie une sorte de bouillie noirâtre. Le tissu cellulaire rétro-oculaire est curé superficiellement et soigneusement lavé. Le nerf optique, quoique sain en apparence, est réséqué sur une certaine longueur.

Examen anatomo-pathologique. — L'examen anatomo-pathologique, fait par le professeur agrégé Lagrange, dénote les particularités suivantes : le corps vitré, le cristallin, la rétine, la choroïde, ont totalement disparu ; la sclérotique seule est reconnaissable, elle entoure la tumeur de toute part, et après s'être autant que possible prêté à son développement, elle s'est rompue au niveau du pôle postérieur, en créant une large brèche par laquelle la néoplasie a fait irruption dans l'orbite.

Les coupes dans les diverses parties de la tumeur ont montré la présence prédominante de deux ordres de cellules, les unes fusiformes et les autres rondes. Quelques vaisseaux et de rares travées fibreuses sillonnent le tissu ; enfin on trouve partout du pigment mélanique très abondant.

Les cellules fusiformes sont en quelques endroits disposées en faisceaux ; mais il n'en est guère qui atteignent une longueur suffisante pour former des faisceaux semblables à ceux des tumeurs fibro-plastiques. Ce sont presque partout des cellules fusiformes jeunes, sorties depuis peu de temps de l'état embryonnaire.

Les cellules embryonnaires sont plus nombreuses, ont des des dimensions variables et présentent en général plusieurs noyaux.

Quelques vaisseaux à parois épaisses et à tunique interne

proliférante sillonnent les coupes. On voit aussi quelques foyers hémorrhagiques récents avec des globules encore conservés.

Le pigment est surtout intra-cellulaire et très inégalement réparti. Beaucoup de cellules n'en contiennent pas du tout ; quelques-unes en sont remplies au point de perdre tous leurs caractères, de prendre l'aspect d'une masse noire arrondie ; les autres renferment dans leur protoplasma de fines granulations noires. Après avoir traité les coupes par l'acide sulfurique, on a obtenu avec une extrême netteté, la distinction des éléments sarcomateux et la mise en liberté de tout le pigment. Il est resté sur le champ du microscope une poussière noirâtre qui peut être considérée comme une préparation type de *mélanine*.

Récidive. — La malade a quitté le service une quinzaine de jours après l'énucléation, avec une plaie parfaitement nette et régulière ; elle a pu porter une pièce prothétique. Depuis cette époque nous n'avions pas revu la malade et nous ne savions rien sur les suites tardives. A cet effet nous nous sommes adressé à son médecin traitant, M. le D' Verger, qui a bien voulu nous écrire les renseignements suivants :

Dans les premiers jours d'août (c'est-à-dire sept mois après l'opération), le tissu cellulaire de l'orbite a commencé à bourgeonner en même temps que survenaient des douleurs violentes dans la nuque, principalement du côté droit. Le 16 août, lorsque le D' Verger a vu la malade, la tumeur remplissait déjà la cavité orbitaire ; aujourd'hui le néoplasme déborde de la loge refoulant en avant les replis palpébraux. L'état général reste assez bon, et les différents appareils organiques fonctionnent normalement.

CONCLUSIONS

I. — Les complications post-opératoires ne constituent pas une contre-indication générale de l'énucléation du globe oculaire, opération qui, faite avec antisepsie, est bénigne dans ses suites, prompte dans ses résultats, sûre pour l'avenir, et compense amplement par ces avantages les inconvénients résultant de la mutilation et inhérents au port d'une pièce artificielle.

II. — Pour les corps étrangers et les parasites de l'œil, il est préférable d'énucléer lorsque les lésions produites sont considérables et que les tentatives d'extraction ont échoué ; lorsque l'organe est perdu, douloureux et menaçant pour son congénère ; mais l'extirpation de l'œil est surtout urgente lorsque des troubles sympathiques viennent à éclater.

Dans les autres cas l'énucléation est contre-indiquée.

III. — Dans les traumatismes et les plaies de l'œil, il y a lieu d'énucléer lorsque la blessure est si grave que tout espoir de conserver un organe utile est perdu ; lorsque, la vision étant abolie, l'œil renferme un corps étranger, persiste à être douloureux et détermine de l'ophtalmie sympathique.

On devra rigoureusement s'abstenir d'énucléer, toutes les fois que, par un traitement antiseptique énergique (désinfection et cautérisation de la plaie, injections intra-oculaires de sublimé, etc.), il est possible de conserver l'œil et la vision.

IV. — Les yeux perdus par irido-choroïdite, glaucome grave, hydrophtalmie, staphylôme opaque, leucome cicatriciel adhérent, etc., devront être énucléés chaque fois qu'on ne parviendra pas à calmer les douleurs dont ils sont le siège, quand ils sont difformes et gênants, et qu'ils déterminent un retentissement sympathique sur l'œil sain.

L'énucléation est formellement contre-indiquée lorsqu'il est possible de conserver l'organe et la fonction à l'aide d'une opération partielle, sclérotomie, iridectomie ou irido-capsulotomie.

V. — Dans la panophtalmie, l'énucléation doit être pratiquée du moment où les tentatives faites pour enrayer l'infection ont échoué. Elle peut être faite en pleine panophtalmie, même avec propagation au tissu cellulaire de l'orbite, à condition que la suppuration ne s'étende pas plus loin.

L'énucléation doit être repoussée chaque fois qu'il y a une infection généralisée de l'organisme, ou qu'il existe un état dyscrasique grave.

VI. — En tant que traitement préventif de l'ophtalmie sympathique, l'énucléation est une excellente opération, qui peut être considérée comme radicale, et qu'il est prudent d'appliquer à tous les yeux perdus, déformés, douloureux et amaurotiques.

En tant que traitement curatif, elle peut être employée,

à condition que les accidents soient encore au début et que l'œil sympathisant soit privé de toute vision. Dans le cas contraire, elle doit céder la place à un traitement antiseptique général et local (frictions mercurielles, désinfection des plaies, injections intra-oculaires de sublimé, etc.).

VII. — L'énucléation est contre-indiquée pour les tumeurs bénignes de l'œil, à moins que leur extirpation soit impossible, qu'il existe des douleurs vives et une perte irrémédiable de la vision. Il y a encore contre-indication pour les tubercules guérissables par le traitement médical ou par l'excision simple, et même pour certaines tumeurs malignes de la surface extérieure du globe, lorsqu'elles sont petites, limitées et que l'état général est bon.

Dans le cas contraire, on devra recourir à l'énucléation, tant qu'il n'y a pas généralisation. Mais l'opération ne peut être efficace qu'à la condition d'être complète et d'être faite dès les premiers stades de développement du néoplasme; à la troisième période elle n'a déjà plus qu'un but palliatif.

TABLE DES MATIÈRES

Pages

INTRODUCTION..   5

CHAPITRE I. — Les complications immédiates ou tardives de l'énucléation constituent-elles une contre-indication ?............................   9

CHAPITRE II. — Indications et contre-indications dans les corps étrangers et les parasites de l'œil...............................   15

CHAPITRE III. — Indications et contre-indications dans les traumatismes et les plaies de l'œil...............................   23

CHAPITRE IV. — Indications et contre-indications pour les yeux atteints de lésions chroniques graves (irido-choroïdite, glaucome hémorrhagique, hydrophtalmie, staphylôme opaque adhérent, etc.)............   29

CHAPITRE V. — Indications et contre-indications dans la panophtalmie.   40

CHAPITRE VI. — Indications et contre-indications dans l'ophtalmie symphatique..   51

CHAPITRE VII. — Indications et contre-indications dans les tumeurs de l'œil.   64

CONCLUSIONS..   87

IMPRIMERIE LEMALE ET Cie, HAVRE